COMPRENSIÓN DE LAS GLÁNDULAS

COMPRENSIÓN DE LAS GLÁNDULAS

Endicronología: Aproximación Homeopática

(Incluye diabetes y problemas de tiroides)

Rajeev Saxena

Traducción por: Lic. Sara Quintero Ramírez

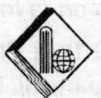

B. JAIN PUBLISHERS (P) LTD.
An ISO 9001 : 2000 Certified Company
USA — EUROPE — INDIA

NOTA

Cualquier información dada en este libro, no debe tomarse en lugar de una indicación medica. Cualquier persona con un estado que requiera una atención medica debe consultar a un médico calificado o terapeuta.

Reimpreso Edicíon: 2003, 2008

© Todos los derechos reservados con el **Publicado**

Publicado por
Kuldeep Jain
For
B. JAIN PUBLISHERS (P.) LTD.
1921, Street No. 10, Chuna Mandi,
Paharganj, New Delhi 110 055 (INDIA)
Phones: 2358 3100, 2358 1300, 2358 0800, 2358 1100
Fax: 011-2358 0471; **Email:** bjain@vsnl.com
Website: www.bjainbooks.com, www.healthharmonybooks.com

Impreso en la India por:
J. J. Offset Printers
522, FIE, Patparganj, Delhi-110092

ISBN: 978-81-319-0564-7

Dedicación

Este trabajo está dedicado

a

Lord Mahakaleshwar de Ujjain

y a

Mi Madre

Smt. Sarla Saxena

PREFACIO

La endocrinología es un área muy especializada del sistema de medicina moderna. Los detalles de estos tipos de desórdenes producen un desconcierto enorme. La metodología hacia la endocrinología es una serie muy específica de acciones en la medicina moderna, pero en la ciencia homeopática, el camino a seguir para enfrentarnos a los desórdenes endocrinos es totalmente diferente. La ciencia de la homeopatía ve la endocrinología como un fenómeno que ha sido producido por la perturbación de la fuerza vital. Este fenómeno es un espectro de síntomas. La lectura del lenguaje producida por estos síntomas trata el desorden endocrino con un sentido perfecto de madurez y éxito.

Actualmente se ha aceptado que las teorías de la ciencia homeopática hacia los desórdenes endocrinos cuenta con más esperanza que cualquier otro sistema de medicina, y la razón de esta forma de pensar es muy clara, como sabemos la endocrinología es una serie de holismo. Asimismo, la homeopatía también habla acerca de holismo. Cualquier desorden endocrino es un cambio de la homeostasis interna – la misma etapa debe estar presente para desempeñar un trabajo normal. La homeopatía trata de traer la posición cambiada de la fuerza vital a su lugar apropiado y coincidentemente ésta es la única demanda de cualquier problema endocrino.

El autor de este pequeño trabajo ha dedicado muchos años conceptualizando el método hacia la endocrinología, pero, ciertamente, digo con un total sentido de respecto que sin las referencias y la ayuda de las fuentes y los autores cuyos nombres han sido mencionados en la bibliografía, este trabajo no habría tomado forma. Gracias a todos ellos una vez más.

Los señores de B. Jain Publishers, Nueva Delhi, India – quienes están promoviendo vigorosamente la homeopatía por todo el mundo merecen todos los agradecimientos y el respeto por publicar este trabajo. Gracias a ellos también.

Me encuentro sumamente agradecido a todos los miembros de mi familia – Vinay Saxena, Sanjeev Saxena, mi esposa Smt. Taruna Saxena y mi hijo Yash Saxena por su motivación y gran afecto. Narendra y Bhanu han hecho un gran trabajo para mí. Adv. Vivek ha sido un amigo al corregir mis errores.

Finalmente, si este trabajo se utiliza para el servicio médico de la humanidad, sentiré que mi labor ha sido ampliamente recompensada

Rajeev Saxena

Vijayadashmi Parva
26 de octubre, 2001.

NOTA DEL TRADUCTOR

Actualmente, la homeopatía ha cobrado gran fuerza en nuestro país, en un inicio se creía que la homeopatía sólo era una terapéutica alternativa para curar estados de gripas y cefaleas, así como diarreas no muy complicadas, sin embargo, esta creencia está siendo desmitificada por todas aquellas curaciones que se han llevado a cabo en los últimos años, demostrando que la homeopatía está hecha para curar desde casos de gripa común hasta cáncer. No obstante, el material con que se cuenta en español no es tan vasto como para llegar a curar estados mórbidos tan complicados.

La casa editorial hindú B. Jain Publishers se ha encargado de difundir diversas obras monográficas. La presente en especial es una obra exhaustiva, que no agota sólo el tema de la endocrinología, sino que también nos introduce a temas importantes como la aplicación de las potencias LM, potencias bien explicadas en la sexta edición del Organon de Hahnemann, pero tema poco visto o considerado poco relevante en las escuelas de Homeopatía, es por ello que este libro me parece tan completo.

Hoy en día, gracias a las curaciones tan extraordinarias logradas por médicos homeópatas tan preparados, todos deseamos ser curados mediante un tratamiento homeopático;

espero que este deseo siga vivo en todos nosotros y se logre aplicar esta terapéutica a todos los niveles y en todos los consultorios, clínicas y hospitales. De igual manera, espero que esta traducción sea de utilidad tanto para estudiantes como para homeópatas profesionales, con especial dedicación a mi padre *Gilberto Quintero Pelayo*, homeópata incansable, queda ante ustedes esta obra.

Lic. Sara Quintero Ramírez
Guadalajara, México 2003

CONTENIDOS

Prefacio 5
Nota Del Traductor 7

SECCIÓN – A

CAPÍTULO 1
Endocrinologia Y Su Introducción 3

CAPÍTULO 2
Hormonas 25

CAPÍTULO 3
Desórdenes De Las Glándulas Endocrinas 47

CAPÍTULO 4
El Camino Homeopático Hacia La Endocrinología 75

CAPÍTULO 5
Verdad Miasmática Y Endocrinología 105

CAPÍTULO 6
Patrón De Diseño En Endocrinología 117

CAPÍTULO 7
Sarcodes Y Endocrinología 133

CAPÍTULO 8
Nosodes Y Endocrinología 155

CAPÍTULO 9

Algunos Medicamentos Clásicos Para Los Desórdenes Endocrinos 173

CAPÍTULO 10

Algunos Medicamentos Nuevos, Poco Comunes E Hindúes Para Desórdenes Endocrinos 187

CAPÍTULO 11

Potencia Cincuenta Milesimal Y Endocrinología . 213

CAPÍTULO 12

Algunas Ilustraciones 219

SECCIÓN – B

APÉNDICE 1

Algunas Otras Glándulas Y Remedios Glandulares 233

APÉNDICE 2

Algunas Notas Psicosomáticas Sobre Endocrinología 239

SECCIÓN – A

"El mayor y más alto ideal de curación es una restauración suave y permanente de la salud o una remoción y aniquilación permanente de la enfermedad en toda su extensión, de la manera más corta, más confiable y menos dañina, basada en principios fácilmente comprensibles."

Parágrafo 2
(Organon de Medicina)

CAPÍTULO 1

ENDOCRINOLOGIA Y SU INTRODUCCIÓN

"Escuchen la historia del paciente, él mismo les está diciendo el diagnóstico".- (Dr. Samuel Hahnemann). Sólo esta minúscula regla puede dar a conocer la selección del simillimum correcto en cualquier caso, incluyendo desórdenes endocrinos.

INTRODUCCIÓN

La mayoría de las enfermedades modernas son de naturaleza psicosomática. La verdadera causa de estas enfermedades no sólo ha sido un evento que ha causado la atención de todos, sino que también ha señalado los microniveles y los niveles misteriosos. En la misma continuidad muchas enfermedades actuales son el reflejo de los desequilibrios glandulares.

Una causa psicológica puede afectar las glándulas, que a su vez afectan todo el sistema del cuerpo humano. Cualquier persona sabe que cuando estamos llenos de miedo o ansiedad no podemos sentir el apetito y el proceso de digestión no puede llevarse a cabo de la mejor manera; pero ¿por qué las cosas son así? La simple respuesta a esta cuestión yace en el hecho que el estado mental excita nuestro sistema nervioso y endocrino, los cuales a su vez afectan nuestro metabolismo. Este mal ajustamiento se vuelve instrumental en la generación de un gran número de desórdenes fisiológicos.

En el curso del tiempo, los desórdenes glandulares se volvieron el mayor interés de los fisiólogos, pues se dieron cuenta que no podían hacer su trabajo sin un estudio detallado de los modelos glandulares.

El tema de Endocrinología se enfrenta con las glándulas endocrinas del cuerpo humano. Las áreas de interés principal dentro de la endocrinología son las siguientes:

1. Estructura anatómica de las glándulas endocrinas.
2. Actividades fisiológicas de las glándulas endocrinas.
3. El estudio de las secreciones endocrinas.
4. El estudio detallado y profundo de las hormonas.
5. Los desequilibrios endocrinos.
6. Los desórdenes endocrinos
7. El equilibrio funcional entre las glándulas endocrinas y el sistema nervioso. Un estudio profundo de las A. N. S., C. N. S. y el Hipotálamo.
8. El equilibrio funcional entre la división del simpático y el parasimpático del sistema nervioso asociado con las secreciones internas y las glándulas endocrinas.
9. El tratamiento de las enfermedades endocrinas.
10. Terapia hormonal.

11. Prácticas quirúrgicas.

12. El estudio de todo el cuerpo humano y el sistema fisiológico con especial referencia al funcionalismo estructural endocrino.

Para la medicina moderna, la biología celular y la genética aparecen como los instrumentos primordiales para estudiar el funcionalismo endocrino. Los hombres dedicados a la medicina moderna tratan de explicar los problemas endocrinos sobre la base de las actividades fisiológicas, pero como homeópatas, aparte de esto, tendremos que analizar las enseñanzas del maestro Hahnemann que han sido aceptadas como verdaderas por la medicina moderna en cuanto a los descubrimientos sobre endocrinología, en lo que se refiere a que los desórdenes endocrinos tienen una carga psicosomática.

Para comprender la función del cuerpo humano, ha habido un trabajo maratónico histórico en el pasado. El término fisiología que viene de la palabra griega "physiologikos" significa desórdenes del conocimiento natural. En la ciencia médica la fisiología tiene que enfrentarse con el conocimiento del funcionamiento del cuerpo humano. Cómo un ser humano vivo funciona comprehensivamente. Cuáles son los principios y cómo se controla, se regula y se mantiene el funcionamiento fisiológico, éstos son los puntos básicos en la ciencia de la fisiología.

El funcionamiento del cuerpo humano se ha dividido en los siguientes sistemas:

1. Sistema hemopoyético: sangre, elementos celulares y plasma.

2. Sistema retículo-endotelial y linfático: células

endoteliales, células linfoides, canales linfáticos y nodos linfáticos.

3. Sistema esquelético y muscular: huesos y músculos

4. Sistema circulatorio: corazón y venas sanguíneas.

5. Sistema respiratorio: pasaje nasal, nasofaringe, laringofaringe, laringe, tráquea, bronquios y pulmones.

6. Sistema digestivo y metabolismo: digestión, absorción y utilización de la comida, cavidad oral, G. I. T., y algunas glándulas como las glándulas salivales, el páncreas, el hígado, etc.

7. Sistema excretor: riñones, piel.

8. Sistema nervioso: sistema nervioso central, sistema nervioso autónomo y sentidos especiales.

9. Sistema endocrino y reproductivo: glándulas endocrinas tales como la pituitaria, la tiroides, la paratiroides, las suprarrenales. Los islotes de Langerhans en el páncreas. Las gónadas y las secreciones de estas glándulas que se denominan hormonas.

Como sabemos la unidad funcional del cuerpo es la célula. Las células en conjunto forman un tejido y los tejidos en conjunto constituyen un sistema, de tal manera, que cualquiera que desee estudiar profundamente cualquier sistema debe estar muy familiarizado con el funcionamiento de las células fisiológicamente.

Desde la perspectiva de la fisiología, cada sistema descrito anteriormente es importante, pero homeopáticamente el sistema nervioso, los sentidos especiales y el sistema endocrino juegan un papel muy importante en la vitalidad humana. La sintomatología que se estudia y analiza en homeopatía es una función directa de estos dos sistemas en la primera fase ya que estos dos sistemas son adyacentes o muy cercanos al adjetivo "mentales" en la filosofía homeopática. La palabra "mental" no debe observarse superficialmente, sino que debe ser entendida en todo su funcionalismo estructural. Los sistemas restantes son función de la primera fase, es decir, son función de función.

Los estudios psicosomáticos han confirmado las perspectivas anteriores. La neuroendocrinología ha llegado a las mismas conclusiones.

SISTEMA ENDOCRINO

Ya sabemos que la célula es la unidad funcional del cuerpo humano. A partir de la célula procedemos de la siguiente manera:

Célula ⟶ Tejido (conjunto de células) ⟶ Órganos (conjunto de tejidos interconectados) ⟶ Sistema (conjunto de órganos que trabajan interconectadamente)

Un conjunto de células que crece colectivamente, hace funcionar el tejido con una especificidad. El proceso de hacer o crecer sólo por un propósito específico es conocido como especialización. El trabajo específico o diferenciado forma células en capas distintivas. Estas capas son:

1. El Ectodermo
2. El Mesodermo
3. El Endodermo

La capa del Ectodermo consiste en el sistema endocrino, la pituitaria, las glándulas suprarrenales y la glándula pineal con algunas otras células específicas; la capa del Mesodermo consiste en los órganos linfáticos y las adrenales con algunos otros órganos específicos y el Endodermo consiste en la tiroides, la paratiroides y el timo con otras glándulas específicas.

El cuerpo humano tiene cuatro tejidos elementales:

1. tejido epitelial
2. tejido conectivo
3. tejido muscular
4. tejido nervioso

El tejido epitelial tiene las siguientes características distintivas:

a) Forma la membrana epitelial.

b) Esta membrana epitelial descansa sobre la lámina sobre la cual el epitelio recibe su alimento.

c) La sustancia intercelular permanece entre las células.

d) La lámina de base y la lámina reticular que componen la membrana de base sobre la cual descansan las células epiteliales.

e) La función del tejido epitelial es protección, absorción, secreción y excreción.

f) De acuerdo a la forma y a las capas de la célula, el tejido epitelial se clasifica como sigue:

ENDOCRINOLOGIA Y SU INTRODUCCIÓN

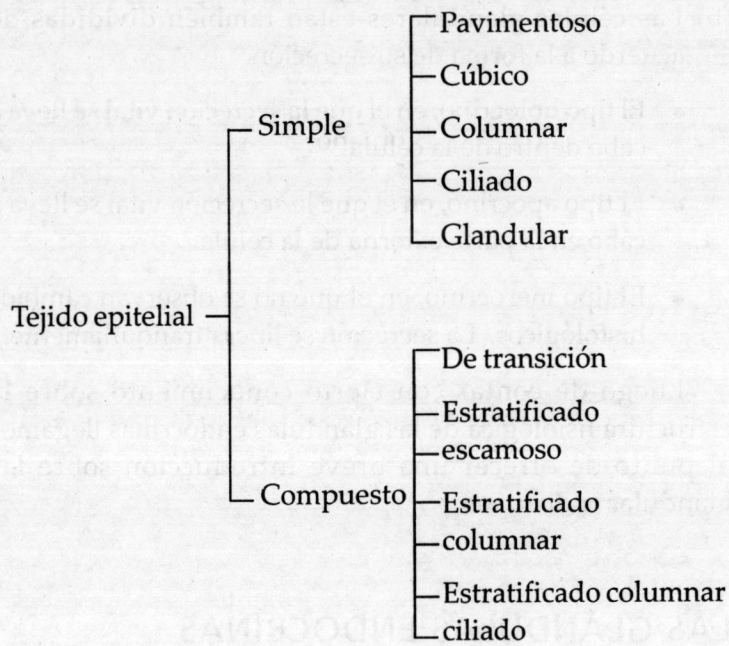

Ahora, las glándulas pueden clasificarse como se presenta a continuación:

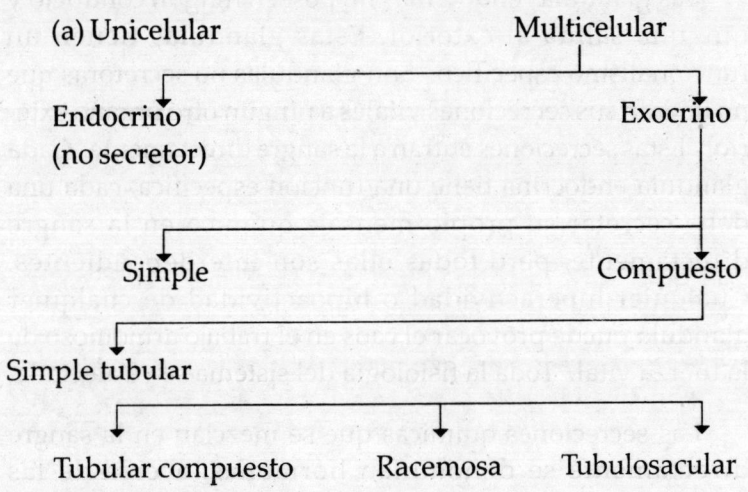

(b) Las células glandulares están también divididas de acuerdo a la forma de su secreción.

- El tipo holocrino, en el que la secreción vital se lleva a cabo dentro de la célula.

- El tipo apocrino, en el que la secreción vital se lleva a cabo en la parte externa de la célula.

- El tipo merocrino, en el que no se observan cambios histológicos. La secreción se libera tranquilamente.

Luego de contar con cierto conocimiento sobre la estructura fisiológica de las glándulas endocrinas llegamos al punto de ofrecer una breve introducción sobre las glándulas endocrinas.

LAS GLÁNDULAS ENDOCRINAS

Las glándulas endocrinas son glándulas no secretoras.

Las glándulas endocrinas no poseen ningún conducto y ninguna salida al exterior. Estas glándulas tienen un funcionalismo específico. Son glándulas no secretoras que no liberan sus secreciones vitales a ningún otro órgano exterior. Estas secreciones entran a la sangre directamente. Cada glándula endocrina tiene una función específica, cada una debe secretar su propio mensaje químico en la sangre directamente, pero todas ellas son interdependientes. Cualquier hiperactividad o hipoactividad de cualquier glándula puede provocar el caos en el trabajo armonioso de la fuerza vital. Toda la fisiología del sistema se ve afectada.

Las secreciones químicas que se mezclan en la sangre directamente se denominan hormonas; acerca de las hormonas hablaremos en el siguiente capítulo pero una cosa está muy bien establecida, que estas hormonas tienen como objetivo los tejidos y los órganos o algún grupo de células fuera de las glándulas endocrinas. Estas hormonas son mensajeras. Algunas hormonas trabajan dentro de las endocrinas; se conocen como directoras ya que dirigen la actividad interna secretora de las glándulas endocrinas.

Se ha observado que algunas acciones endocrinas ocurren constantemente, algunas ocurren periódicamente, algunas trabajan durante ciertos años solamente y algunas solamente una vez en toda la vida del individuo. Se ha observado de igual manera que algunas hormonas trabajan de acuerdo a las necesidades del cuerpo humano en situaciones especiales, por ejemplo en el embarazo y el trabajo de la placenta puede citarse.

El sistema endocrino es el principal regulador de varias actividades del cuerpo humano. La tasa de crecimiento, el tamaño final del cuerpo, la distribución del cabello, la silueta del cuerpo, el peso total y el aspecto masculino y femenino del cuerpo son aspectos que se ven influenciados por las hormonas. Las hormonas no sólo afectan el crecimiento del cuerpo, sino que también influencian las actividades internas del cuerpo. La cantidad de orina, la temperatura del cuerpo, la tasa de metabolismo, el nivel de calcio y de glucosa en la sangre y muchas otras actividades como la composición de los hierros, el pH de la sangre la presión arterial sanguínea, el contenido de agua, y otras actividades bio-químicas son una función directa de las secreciones de las glándulas endocrinas y sus actividades. Las glándulas endocrinas mantienen el ambiente interno del cuerpo así como las características del mismo. Si se dice que la personalidad de cualquiera se construye con glándulas endocrinas, no se está equivocado.

El sistema endocrino está muy funcionalmente relacionado con el sistema nervioso. El sistema nervioso se complementa con las glándulas endocrinas. Ambos sistemas se afectan el uno al otro. Se ha observado que los estados emocionales afectan las actividades glandulares endocrinas. El síndrome de los temores afecta las secreciones endocrinas. Estudios psicosomáticos han comprobado este hecho, al mismo tiempo que el cambio en las actividades endocrinas afecta los sentidos nerviosos como se aprecia en las sensaciones de la menopausia con las oleadas de calor; la irritabilidad y los accesos de llanto, entre otros rasgos.

Homeopáticamente la acentuación de los síntomas y la especificidad del modelo sintomático de la fuerza vital tienden a decir que la homeostasis interna ha sentido desequilibrio. De tal forma, las glándulas endocrinas trabajan bien desde la etapa embrionaria hasta la etapa adulta en la muerte. Las secreciones químicas que se producen y se liberan por las glándulas endocrinas se conocen como hormonas. Estas hormonas llevan el mensaje químico y actúan como catilzadores y controladores de ejercicio sobre los órganos que constituyen su objetivo. Acerca de las hormonas discutiremos en otro capítulo.

El sistema endocrino afecta el crecimiento, la reproducción, la nutrición, la protección y la adaptación del cuerpo humano.

Se ha escrito anteriormente que los "mentales" homeopáticos están funcionalmente ligados al sistema nervioso y endocrino. De tal forma, la "mente" de la filosofía homeopática afecta al sistema nervioso y a los sentidos – esta influencia afecta el sistema endocrino. Donde hay absoluta necesidad de rapidez y más alta coordinación, el cambio pasa al sistema nervioso el cual al secretar las hormonas, equilibra la homeostasis y en el curso normal el sistema coordinador de homeostasis se mantiene bien por las glándulas endocrinas y sus hormonas.

El crecimiento fisiológico, el control y el mantenimiento son un fenómeno que sucede entre la influencia misteriosa del sistema endocrino, del sistema nervioso y de las hormonas.

Homeopáticamente, el fenómeno anterior es un claro ejemplo de homeostasis entre la "Mente", sistema nervioso y sistema endocrino. El "dinamismo", si tratamos de localizar científicamente en términos de lenguaje moderno, se trata de un lenguaje sintomático equilibrado de la interrelación de la "Mente", el sistema nervioso y las glándulas endocrinas junto con las "hormonas". Sobre este punto hablaremos con mayor profundidad en capítulos más apropiados.

El número exacto de glándulas endocrinas es un tema de gran discusión, la siguiente lista puede entenderse como una lista comprehensiva:

1. Pituitaria – lóbulo anterior y lóbulo posterior
2. Tiroides
3. Paratiroides
4. Adrenales, suprarrenal corteza y médula
5. Ovarios / Testículos – gónadas
6. Islotes de Langerhans en el páncreas
7. Placenta durante el embarazo
8. Timo
9. Glándula pineal

En la lista anterior de las glándulas endocrinas, el timo puede trabajar por un periodo temporal y entonces muere. La placenta se vuelve activa periódicamente por demanda del cuerpo en cuanto a manejar necesidades funcionales especiales del cuerpo.

La pituitaria (hipófisis) se le conoce como la glándula maestra, ya que esta glándula ordena las glándulas endocrinas restantes. Al mismo tiempo, el hipotálamo que está localizado en la base del cerebro sobre la glándula pituitaria, trabaja para ambos sistemas, es decir, el sistema nervioso por un lado, y el sistema endocrino por otro.

La importancia del hipotálamo no debe considerarse menor, pues es el órgano básico que ordena el sistema nervioso y el sistema endocrino. El hipotálamo se considera un órgano activo en ambos sistemas. La glándula maestra, es decir, la pituitaria, es altamente afectada por el hipotálamo. El hipotálamo también controla la temperatura del cuerpo, la sed y el hambre. El hipotálamo actúa de manera conjunta con la hipófisis, la tiroides y las glándulas suprarrenales separadamente. El papel y la importancia del hipotálamo presentan la posición clave en arreglar los desórdenes endocrinos.

PITUITARIA

La glándula pituitaria se conoce como la glándula maestra porque influencia todo el sistema endocrino. También se le conoce con el nombre de hipófisis. La glándula pituitaria es gris y de forma ovalada y pequeña, y está situada en la base del cerebro. El peso de esta glándula varía de acuerdo a la edad, sexo y estado fisiológico. En las mujeres puede ser más grande. La pituitaria está constituida principalmente de dos lóbulos – el lóbulo anterior y el lóbulo posterior; funcionalmente, el lóbulo anterior es más importante. Interesantemente debería notarse que aunque la glándula pituitaria sea la glándula maestra y regule las otras glándulas endocrinas, algunas investigaciones han señalado que el timo es tan importante como ella para la realización de esta misma función. El lóbulo anterior es responsable del metabolismo, del crecimiento, de la lactación e influencia la tiroides, la paratiroides, las suprarrenales, el páncreas y las glándulas mamarias. El lóbulo posterior ayuda a que los riñones reabsorban el agua, en el nacimiento de los niños, y también estimula la tiroides para producir tiroxina.

El hipotálamo tiene control sobre otros órganos y otras glándulas a través de la glándula pituitaria. Diferentes hormonas se producen por la glándula pituitaria.

TIROIDES

Esta glándula está localizada en frente del cuello justo abajo del cartílago tiroideo. Tiene un lóbulo en ambos lados de la traquea conectados por el istmo. La hormona más importante de la glándula tiroides es la tiroxina en dos formas. Una es T4 – una sustancia que actúa lentamente. T3 está formada fuera de T4. La secreción de la hormona tiroides es principalmente controlada por la Hormona Estimulante de la Tiroides (T. S. H.) de la pituitaria anterior, que a su vez, es regulada por el hipotálamo. El elemento esencial de esta hormona es el yodo. Las hormonas tiroideas regulan la tasa metabólica y el desarrollo físico y mental del hombre. Sin irnos a detalles, existe, ciertamente una interrelación entre la tiroides y las otras glándulas endocrinas tales como la pituitaria, las gónadas y la paratiroides. Además del control, la tiroxina también incrementa la actividad intestinal y la excreción de calcio, la diuresis y la eritropoyesis.

PARATIROIDES

Las cuatro glándulas paratiroides están situadas en la extremidad posterior de los lóbulos laterales de la tiroides; es diferente en funcionalismo de la tiroides. Estas glándulas son responsables del equilibrio de fosfatos y de calcio así como del mantenimiento del nivel de calcio en la sangre.

La hormona de la paratiroides es proteína en naturaleza. La paratiroides juega un importante papel en cuanto al nivel óptimo de calcio y de fósforo en la sangre y de esta forma, tiene un efecto directo sobre los huesos y los riñones.

TIMO

Está situada en la cavidad del pecho, aunque se pensaba que esta glándula no producía ninguna hormona, actualmente se ha encontrado que una hormona como la sustancia de la timoxina se produce por esta glándula. Anteriormente se creía que toda la fuerza de la vida se controlaba por la glándula pituitaria, estudios más recientes muestran que nuestro sistema de inmunidad es altamente dependiente de la hormona timoxina producida por el timo. El mecanismo de la timoxina produce células que ayudan al timo, estas células se depositan en el hueso, y cuando ocurre cualquier crisis, trauma o accidente, estas células ayudan al sistema inmunológico. Las infecciones también están reguladas por estas mismas células. La debilidad genética también ocurre por deficiencia de timo.

El timo no siempre permanece constante en peso. Después de los quince años aumenta pero a partir de esa edad, empieza a disminuir en tamaño y en peso y en edad avanzada prácticamente se vuelve inexistente.

La hormona de la corteza suprarrenal y las hormonas del sexo inhiben las funciones del timo. Las hormonas de la glándula tiroides lo estimulan. La glándula pituitaria inhibe al timo a través de las suprarrenales y las gónadas pero lo estimulan al trabajar sobre la glándula tiroides.

La tiroides es la fuente principal de producción de linfocitos y mielocitos.

ADRENAL

Las dos glándulas suprarrenales se sitúan en la parte superior de los polos de ambos riñones. Tiene dos porciones, la porción externa es la corteza y la porción interna que es la médula. Ambas glándulas tienen este par. Estas glándulas también se conocen como glándulas adrenales. La parte exterior de la corteza secreta tres grupos principales de hormonas: glucocorticoides, mineralocorticoides y hormonas sexuales (andrógenos y estrógenos). La corteza afecta a las gónadas. La médula secreta la hormona de la adrenalina y la hormona de la no adrenalina; cuando se siente cualquier estrés del cuerpo humano se produce la adrenalina. A esta sustancia se le conoce también con el nombre de epinefrina. La epinefrina acelera el pulso cardiaco y aumenta la presión sistólica, mientras que la no adrenalina aumenta tanto la presión sanguínea sistólica como la diastólica. La adrenalina también tiene funciones metabólicas. Las actividades de la corteza están relacionadas con el metabolismo, con los caracteres sexuales, los diuréticos y el campo mental. Las actividades de la corteza perturbadas pueden producir euforia, depresión y psicosis. La glándula suprarrenal como todas las demás glándulas endocrinas soporta la influencia de la glándula pituitaria. La médula suprarrenal afecta el sistema nervioso simpático. La médula tiene una función muy específica en referencia al estrés.

PINEAL

Esta glándula está situada cerca del tercer ventrículo del cerebro. También se le conoce con el nombre de epífisis. Aunque las funciones de esta glándula son confusas, la evidencia muestra que la glándula pineal está relacionada con las gónadas. Las funciones de esta glándula están asociadas con el desarrollo de los testículos y de los ovarios. La glándula pineal inhibe el funcionamiento de las gónadas. La acción de la glándula pineal se realiza a través de la pituitaria indirectamente, o actúa directamente sobre las gónadas y los genitales. La glándula pineal es también conocida como una especie de glándula sensorial que da un sentido especial de los peligros que pueden presentarse. Esta glándula tiene una función neuroendocrina teniendo una actividad rítmica del sistema endocrino al secretar una hormona especial compuesta.

GÓNADAS (OVARIOS Y TESTÍCULOS)

Bajo esta glándula endocrina el ovario de la mujer y los testículos del hombre aparecen. Ambos órganos producen hormonas sexuales, hormonas femeninas y hormonas masculinas respectivamente. La mujer y el hombre producen ambas hormonas. No podemos decir que las hormonas femeninas o masculinas se producen exclusivamente por el género respectivo.

Las hormonas sexuales actúan primariamente sobre el sistema reproductor. Los testículos tienen la función de la espermatogénesis y la elaboración de la hormona masculina, los andrógenos. Los andrógenos afectan la pubertad y el crecimiento de los huesos. Los ovarios producen estrógenos y progesterona, las dos hormonas. Tanto las hormonas sexuales femeninas como las masculinas pertenecen al grupo esteroide de sustancias químicas. Secundariamente las características sexuales como la distribución del cabello en el cuerpo, el vello púbico, la voz, el tono muscular y la apariencia física del cuerpo masculino y femenino, dependen de las hormonas sexuales.

PÁNCREAS

La glándula es un órgano alargado de color amarillento que se sitúa en la parte posterior y superior de la cavidad abdominal. De todas las células de esta glándula sólo unas cuentas producen insulina. Las células beta de los islotes de Langerhans producen insulina y las células alfa de la misma producen glucagón. A pesar de que el glucagón haya sido considerado una hormona, debe seguirse investigando al respecto. Ambas hormonas regulan el nivel de azúcar en la sangre. La insulina regula el nivel de azúcar en la sangre y el glucagón incrementa la producción de azúcar y la convierte en músculo. Se ha encontrado que aparte de estas dos hormonas, la pituitaria, las suprarrenales y la tiroides también intervienen en el nivel de glucosa sanguíneo del cuerpo humano.

COMPRENSIÓN DE LAS GLÁNDULAS

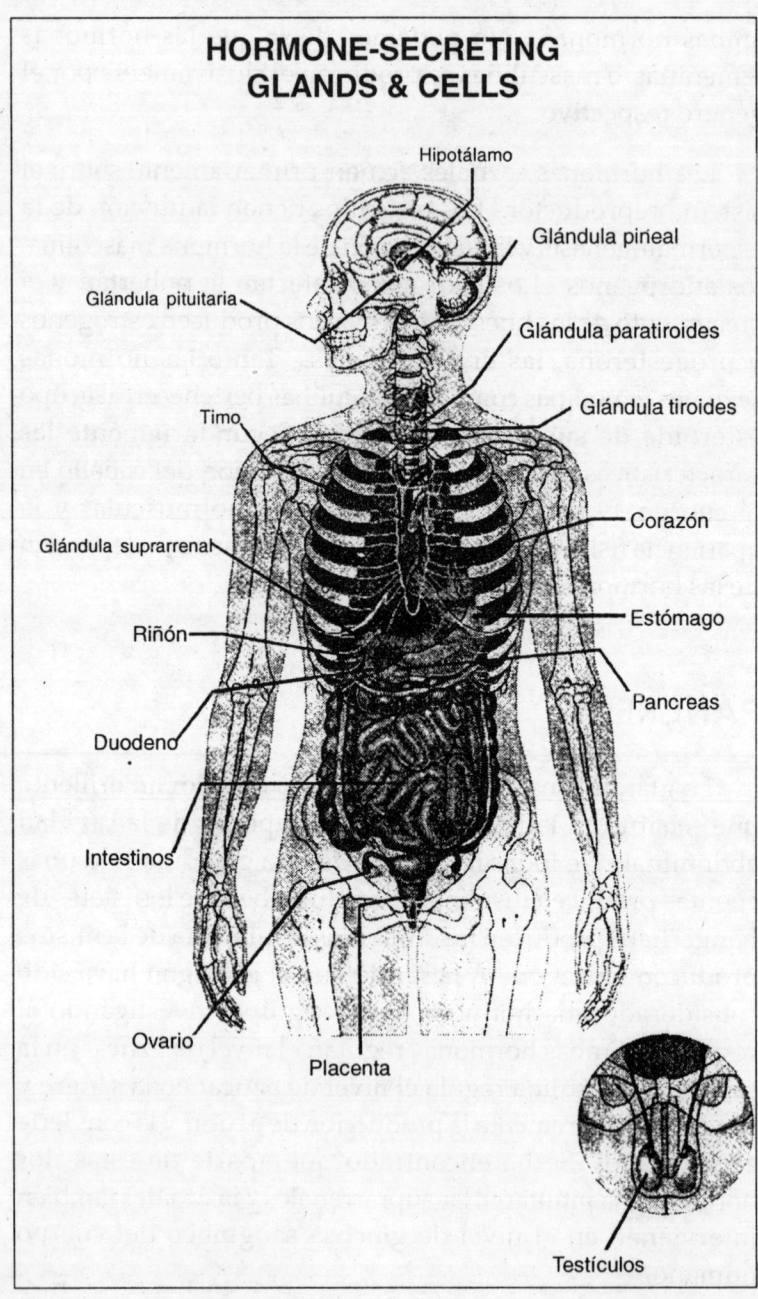

HORMONE-SECRETING GLANDS & CELLS

PLACENTA

La placenta es una conexión funcional entre el embrión y el útero. La placenta es importante para los intercambios respiratorios, nutricionales y excretores entre el embrión y el sistema circulatorio maternal. Además de estas funciones, algunas funciones endocrinas como la liberación de algunas hormonas como la Gonadotropina, la Prolactina, la Progesterona, entre otras suceden en la actividad fisiológica de la placenta. La placenta también influencia las glándulas mamarias, la pituitaria anterior, la tiroides y la corteza suprarrenal. Todos los cambios en el cuerpo de la mujer interna y externamente (como las glándulas mamarias, la lactación) son afectadas por la placenta durante el curso del embarazo.

El estilo de trabajo de las glándulas endocrinas descrito anteriormente es tan solo una introducción. Ninguna glándula endocrina es libre de las otras e independiente; ya sea directa o indirectamente están mutuamente relacionadas. En los siguientes capítulos veremos la interrelación de su trabajo. Un trabajo general de las glándulas endocrinas revelará que la fuerza vital de la homeopatía trabaja a través de estos órganos. Cualquier anomalía o en caso de normalidad en el trabajo de las glándulas endocrinas debemos recordar el concepto de la constitución y del miasma dentro de la homeopatía. El trabajo fisiológico endocrino es sólo una medida para colaborar con el sentido homeopático del "dinamismo" y del "miasma" en una perspectiva más amplia. Cualquier desorden, en este sentido, nunca debe considerarse en términos fisiológicos solamente, pues de ser así no podríamos obtener un éxito total. Todo este tema se verá con más calma en los siguientes capítulos.

UN TRABAJO GENERAL DE LAS GLÁNDULAS ENDOCRINAS

Las glándulas endocrinas tienen un efecto global sobre el cuerpo humano. Constituyen una enorme red de mantenimiento y control. Aunque cada glándula es independiente, todas son interdependientes.

Están relacionadas ampliamente con:

1. el crecimiento
2. el metabolismo
3. la nutrición
4. la protección
5. la resistencia al estrés
6. la reproducción
7. la adaptación
8. el control y la coordinación
9. la homeostasis
10. la secreción de fluidos químicos como las hormonas
11. afectan otros tejidos u órganos al mandar mensajes químicos.
12. auto-mantenimiento y auto-crecimiento

Las anteriores son las tareas más importantes diseñadas para cada glándula de acuerdo a su especificidad. Ahora, tomando en cuenta la filosofía homeopática encontramos que estas glándulas tienen una relación funcional directa con la "Mente". Sabemos muy bien que en un miedo de tipo shock, se produce la adrenalina por la glándula suprarrenal. Vemos en nuestra vida rutinaria que cuando un paciente llega asustado, la adrenalina prepara al cuerpo para una acción posterior, el corazón bombea más rápido, los músculos voluntarios se pueden contraer más fuertemente, una fuente de energía extra se libera en la sangre y las venas en la piel y el intestino se contraen mandando más sangre a los músculos. Este cuadro completo de una persona que está en una etapa de miedo se interpreta como una aprensión debido a un miedo agudo. En ese caso nuestro remedio homeopático Aconitum puede actuar milagrosamente regulando la "Mente", las glándulas endocrinas y el sistema nervioso.

William Boericke escribe acerca de Aconitum: "Un estado de miedo, de ansiedad; angustia en la mente y en el cuerpo. Inquietud mental y física, susto, es la manifestación más característica de Aconitum". Aparentemente está claro que en dicho estado la glándula endocrina suprarrenal hará su trabajo para preparar al cuerpo contra la situación. Puede ser con cooperación del sistema nervioso y de las hormonas, pero ultimadamente si vemos minuciosamente encontramos que "Mente" es la fuente primaria que despierta cualquier patrón peculiar de emociones. El factor fisiológico es una segunda función de la manifestación original de la actividad mental.

De esta forma, el ejemplo anterior muestra que las glándulas endocrinas no sólo segregan hormonas o mantienen el cuerpo humano sino que también están muy ligadas a la actividad sutil de la mente homeopática para una sustancia saludable. Desde la perspectiva homeopática esta idea es muy importante en la actividad extraordinaria de cualquier glándula y sus actividades causan enfermedades psicosomáticas. El trabajo de las glándulas endocrinas no se manifiesta en un nivel meramente corporal, sino que los "mentales" se ven afectados también por las glándulas y viceversa.

Un estudio en profundidad sobre endocrinología y neuroendocrinología no sólo abrirá las nuevas fronteras en las enfermedades somáticas sino también en las enfermedades somato-psíquicas y psicosomáticas. Esto puede confirmarse en el campo de la homeopatía. Una discusión adecuada se hará sobre este tema en el presente trabajo. Sin embargo, se ha llegado a comprobar que todas las glándulas están relacionadas con las emociones.

La pituitaria – la glándula maestra y las glándulas pineales son predominantemente glándulas mentales. Junto con estas dos glándulas, las suprarrenales y la tiroides predominan las emociones. La perturbación de estas glándulas traerá, seguramente, enfermedades somáticas como consecuencia. ∎

CAPÍTULO 2

HORMONAS

Siempre recordemos – El uso de potencias de rango medio es adecuada para los desórdenes endocrinos que son crudamente patológicos, y el uso de potencias de rango más alto es adecuado para cualquier desorden endocrino que sea psíquico y emocional en su origen.

UNA CUENTA SISTÉMICA DE HORMONAS

La sustancia central de cualquier glándula endocrina son las hormonas – las mensajeras químicas que inducen respuestas muy específicas en distantes órganos o tejidos. Las hormonas pueden afectar también otras glándulas endocrinas en una actividad fisiológica peculiar manifestando algunos cuadros sintomáticos neuroendocrinos. Las hormonas actúan como catalizadores en otras actividades fisiológicas asociadas. También ejercen el control químico funcional sobre otros tejidos, órganos, e incluso sobre otras glándulas endocrinas.

La palabra hormona viene de la palabra "harmao". Esta

palabra significa despertar o excitar. Como sabemos, las glándulas endocrinas segregan estos fluidos químicos vitales específicos directamente en la sangre, tienen una influencia profunda sobre el trabajo de todo el sistema humano.

Antes de que ahondemos en algunos detalles de hormonas, sería apropiado señalar las características generales de las hormonas:

1. Las hormonas son mensajes químicos. Se mezclan directamente con el torrente sanguíneo y por lo tanto, se vuelven fácilmente solubles o variables. Como las hormonas pasan a los capilares, tienen un peso molecular bajo. Debe notarse también en esta conexión que casi todas las hormonas tienen la propiedad peculiar de difundirse fácilmente. Aunque la lista de hormonas se ha presentado en el capítulo anterior, hay algunas otras sustancias que deben considerarse hormonas, tal es el caso de gastrina I y II y el factor hemopoyético que son segregados por el estómago. El intestino delgado también produce algunas sustancias semejantes como la secretina.

2. Se parecen a las enzimas pero no son enzimas. Al mismo tiempo son proteína en estructura y muchas de las hormonas son péptido o proteína en naturaleza.

3. Las hormonas son mensajes químicos (en definición de Starling y Basiliss) o información transfiriendo moléculas que transfieren mensajes de un conjunto de células a otro conjunto de células.

4. Las hormonas actúan como catalizadores en el mantenimiento interno que equilibra los diferentes fluidos del cuerpo que rodean al tejido celular.

5. Actúan en micro-concentración como vitaminas.

6. Las hormonas vienen de las glándulas, hacen su trabajo y terminan rápidamente. No tienen ninguna acción cumulativa. Excepto en la fuente original de su producción, las glándulas no están almacenadas en ningún lado.

7. Las hormonas inician el cambio cualitativo en el órgano o tejido o en el conjunto de células que constituyen su objetivo. Afectan el metabolismo intracelular de la célula modificando su funcionamiento; si por cualquier situación cuando debido a una estructura molecular muy grande no son capaces de entrar a la estructura celular, actúan sobre la superficie. Cuando la superficie se ve afectada, afectan la membrana o producen un mensajero celular recíproco dentro de la estructura celular que transmite las señales de la hormona original.

8. La mayoría de las hormonas son químicamente proteínas, aminoácidos derivativos o esteroides.

9. Las hormonas micro moleculares tales como los esteroides y los estrógenos inducen nuevas enzimas. En el nivel ribosómico algunas hormonas estimulan la tasa de síntesis de nuevas enzimas. Ciertas hormonas afectan la actividad de la enzima intracelular y algunas hormonas afectan la permeabilidad celular de la membrana de la célula.

10. El modelo de acción de las hormonas se vuelve algunas veces misterioso. Algunas veces más de una hormona ayuda en el proceso, algunas otras lo inhiben, de tal forma que se puede observar un trabajo de naturaleza dual.

11. La acción general de la hormona es mantener la homeostasis.

12. Como sabemos cada glándula endocrina actúa por

independencia, de tal forma, las glándulas de una glándula endocrina se influencian entre sí, es decir, una hormona regula su propia secreción a través de otras secreciones glandulares.

13. Las hormonas controlan los procesos limitantes y las reacciones, por ejemplo, se ha observado que alguna utilización glucosa toma lugar incluso en ausencia de la insulina.

14. El funcionamiento hormonal afecta las vitaminas directa o indirectamente durante su modo de acción, por ejemplo "la vitamina C" está asociada con la corteza suprarrenal.

LOS ORÍGENES DE LAS HORMONAS

Aunque este trabajo no es un trabajo sobre fisiología, se proporciona una lista muy útil de hormonas sólo con el propósito de identificar la naturaleza secretora endocrina. Junto con la identificación de hormonas, su efecto y acción se proporciona aquí para comprender el mecanismo de control automático de las glándulas endocrinas.

Glándulas endocrinas	Hormonas
1. Lóbulo anterior de la pituitaria	G. H. (hormona del crecimiento) o S.T.H. (somatotropina) A.C.T.H. (Adrenocorticotrópica) T.S.H. (estimulante de la tiroides) F.S.H. (folículoestimulante) L.H. (luteinizante) I.C.S.H. (estimulante de las células intersticiales)

		M.S.H. (melanotropina)
		M.H. (mamotrópica)
		E.P.S. (sustancia productora de exoptálamo)
		B.L.P.H. (lipotropina)
		L.T.H. (luteotropina)
2.	Lóbulo posterior de la pituitaria	Oxitoxina Vasopresina
3.	Tiroides	Tiroxina Calcitonina
4.	Paratiroides	Hormona paratiroides (P.T.H.)
5.	Glándula adrenal	
	a) corteza suprarrenal	Glucocorticoides Mineralocortidoides Hormonas sexuales
	b) médula adrenal	Epinefrina (adrenalina) Norepinefrina
6.	Islotes de Langerhans	Insulina Glucagon
7.	Testículos	Testosterona
8.	Ovarios	Estrógenos Progesterona
9.	Placenta	Gonadotropina Progesterona Estrógenos Prolactina Factor relajante del útero

La lista anterior es tan solo una pequeña lista de hormonas. A las diferentes hormonas se les ha sido asignada una diferente naturaleza de trabajo en la fisiología del cuerpo humano.

El estudio de las hormonas señala que estos fluidos químicos vitales son los actores profundos del desarrollo de crecimiento y de mantenimiento, como veremos en la discusión de enseguida tienen un rol tan múltiple y equilibrado en diferentes glándulas endocrinas, así como en diferentes tejidos y órganos. Causan y sustancian otras por el bien de su propia supervivencia y de sus actividades.

LA ACTIVIDAD SINTETIZADA DE LAS HORMONAS

La actividad de una hormona no puede explicarse fácilmente, pues las relaciones glandulares en el cuerpo son más complicadas de lo que podemos imaginar, sin embargo a continuación ofrecemos la acción principal comprobada de algunas de las hormonas más importantes.

G.H. (Hormona del crecimiento)

Estimula el crecimiento, controla el crecimiento de los huesos y de los músculos, afecta el metabolismo de las grasas y de los carbohidratos. Eleva los niveles de glicógeno de los músculos cardiacos y esqueléticos. La deficiencia de esta hormona causa enanismo y los excesos causan gigantismo y acromegalia.

A.C.T.H. (Hormona adrenocorticotrópica)

Estimula la secreción de los esteroides corticales adrenales por la corteza suprarrenal. Tiene también algunas acciones corticales extra. Tiene un efecto para defender al cuerpo del estrés fisiológico. La deficiencia de esta hormona causa deficiencia pituitaria-adrenal y su exceso causa el síndrome de Cushing.

T.S.H. (Hormona estimulante de la tiroides)

Estimula la formación de tiroxina y libera la tiroides. Controla la asimilación del yodo así como influencia la síntesis de la hormona tiroides. La deficiencia de esta hormona causa mixedema pituitario e hipotiroidismo, y el exceso causa bocio o adenoma como el hipertiroidismo.

F.S.H. (Hormona folículoestimulante)

Desarrolla epitelio germinal de los testículos e induce la maduración de los folículos ováricos. Esta hormona causa la espermatogénesis en los testículos y funciona con la L.H. para causar la secreción estrógena y la ovulación.

L.H. (Hormona Luteinizante)

Estimula las células intersticiales de los testículos para producir la testosterona en los hombres y desarrollo el cuerpo lúteo en mujeres. Controla también la secreción de progesterona. La deficiencia de F.S.H., y la L.H., causa hipogonadismo e infertilidad, y el exceso de las mismas causa pubertad precoz, sangrado uterino disfuncional.

M.S.H. (Hormona Melanotropina)

Controla el oscurecimiento de la piel y la dispersión de gránulos de pigmentación.

L.T.H. (Hormona Luteotropina o Prolactina)

Controla la proliferación de las glándulas mamarias y la iniciación de la secreción de leche. Prolonga la existencia del cuerpo lúteo y afecta la secreción de progesterona. Ayuda a mantener el embarazo.

Oxitoxina

Influencia las glándulas mamarias post-parto y promueve la contracción de los músculos uterinos. Tiene probablemente un papel que jugar en el parto y en el transporte de los espermas en el tracto femenino. También afecta la salida de la leche de las glándulas mamarias.

Vasopresina

Eleva la presión sanguínea a través de la acción en las arteriolas y promueve la reabsorción del agua por los riñones. Estimula también la contracción muscular. Equilibra el agua y la sal del cuerpo.

Tiroxina

Incrementa el mecanismo metabólico de la mayoría de los tejidos. El metabolismo de los carbohidratos, de las proteínas y de las grasas. También acelera las actividades cardiacas e intestinales, e incrementa la excreción de calcio.

Hormona Paratiroides (P.T.H.)

Esta hormona incrementa la excreción de los fosfatos en la orina y moviliza el calcio y el fósforo en los huesos.

Corticoesteroides

Esta hormona afecta el metabolismo de los electrolitos del agua, de los carbohidratos y de las proteínas, así como de las grasas. Juega un papel importante en el mantenimiento de la vida.

Adrenalina (Epinefrina)

Afecta la estimulación de los términos nerviosos adrenérgicos.

Insulina

Disminuye el azúcar de la sangre, incrementando el músculo y el glicógeno del hígado, incrementa el almacenamiento de grasas e inhibe el catabolismo proteínico.

Glucagon

Esta hormona moviliza el glicógeno del hígado.

Testosterona

Esta hormona desarrolla las características sexuales secundarias en hombres así como también induce la síntesis de proteína. Esta hormona mantiene los órganos sexuales, inhibe la pituitaria L.H. y promueve el crecimiento de los huesos largos.

Estrógenos

Esta hormona desarrolla las características sexuales secundarias en la mujer y afecta el cambio en el ciclo menstrual. Esta hormona suprime la pituitaria F.S.H. y estimula el crecimiento del endometrio.

Progesterona

Esta hormona prepara el útero para la implantación del óvulo fecundado, su secreción se incrementa durante la fase lútea del ciclo menstrual.

Gonadotropina

Esta hormona estimula las células intersticiales de los testículos y desarrolla el cuerpo lúteo en las mujeres. En resumen, todas las hormonas segregadas de la placenta trabajan y funcionan para el embarazo y el control uterino y ovárico durante y al término del embarazo.

UN MODELO INTERACCIONAL DE LAS HORMONAS

La descripción de las hormonas que se describieron más arriba se acepta generalmente. El tema de la endocrinología es tan complejo que día con día nuevas teorías vienen y complican las actividades de las hormonas, por lo tanto, la acción generalmente aceptada será tomada en cuenta en este trabajo para discutirse. Ya que este trabajo no es un trabajo sobre la fisiología analítica, por lo tanto, el área de interés se verá limitado a la utilidad de la homeopatía.

El lóbulo anterior de la pituitaria produce un gran número de hormonas. El lóbulo anterior controla el crecimiento y el funcionamiento adecuado de las glándulas endocrinas. El lóbulo posterior de la glándula pituitaria recibe y almacena las hormonas hechas por el hipotálamo. La glándula pituitaria verifica y equilibra otras glándulas endocrinas manteniendo el nivel sanguíneo de las hormonas constante. Éste puede ser secreción aumentada o disminuida de hormonas. Es muy interesante de observar que la hormona tirotrópica es regulada por la hormona tiroides y la hormona tiroides es regulada por la hormona tirotrópica, ambas son importantes y tienen un efecto automático regulador una sobre la otra. De la misma manera, la pituitaria afecta otras hormonas y actividades glandulares endocrinas y se ve afectada por otras glándulas endocrinas.

El lóbulo anterior de la glándula pituitaria produce las siguientes hormonas peculiares que realizan funciones especializadas.

1. hormona somatogénica y diabetogénica

2. hormona lactogénica que afecta la lactación

3. hormona de la actividad de la tiroides

4. hormona de la actividad adrenocorticotrópica

5. hormonas que afectan la actividad de las gónadas.

Las hormonas somáticas, lactogénicas y tiroides regulan el crecimiento, la lactancia y hormonas tiroides. Las hormonas gonadotropinas controlan la función y el desarrollo de los órganos sexuales femeninos y masculinos y mantienen sus funciones y estructura. De la misma forma, la A.C.T.H. afecta la glándula adrenal y las hormonas de la corteza suprarrenal se controlan por el lóbulo anterior de las hormonas pituitarias.

El lóbulo posterior de la glándula pituitaria recibe al menos dos hormonas – (i) la oxitoxina y (ii) la vasopresina del hipotálamo. La oxitoxina permite la contracción uterina y las señales de inicio de parto, la vasopresina controla cualquier disfunción que la vasopresina pueda presentar la sintomatología de la diabetes insipidus. La vasopresina es también denominada hormona antidiurética. La oxitoxina, por su parte, también afecta la producción de prolactina que puede permanecer en el lóbulo anterior de la glándula pituitaria. La oxitoxina, quizás también estimule la secreción de leche de los senos durante el periodo de lactancia.

Como sabemos la G.H. afecta el crecimiento, incrementa el cartílago de los huesos. El crecimiento óseo es una función de esta hormona. El crecimiento general del cuerpo también es afectado por esta hormona, así como el crecimiento de los músculos y de los contenidos viscerales. El metabolismo de los lípidos, de los carbohidratos y de las proteínas es también estimulado por esta hormona.

Las estimulaciones que incrementan el nivel de secreciones de esta hormona son:

1. Sueño profundo
2. Ejercicio
3. Ayuno
4. Inducción de insulina
5. Infusión de aminoácidos
6. Diferentes hormonas como la tiroides y los andrógenos algunas veces (¿?)
7. Diferentes tipos de estrés.

Homeopáticamente, es muy importante notar que las siguientes condiciones de estrés estimulan la secreción de la hormona del crecimiento.

1. estrés emocional
2. oscuridad
3. ruidos
4. exposición a temperaturas bajas o altas.

Se verá que las modalidades homeopáticas son gobernadas por los sentidos especiales. En diferentes casos, diferentes patrones de dichos sentidos pueden estimular la hormona del crecimiento causando una afección sicológica sobre la economía como un todo.

Como hemos aprendido, las glándulas endocrinas no son dependientes en sí mismas, trabajan en asociación con otras glándulas endocrinas, también, de tal forma podemos decir que el patrón de modalidad inducido por los sentidos especiales descritos más arriba empieza una cadena de interacción mutua de las diferentes hormonas segregadas por otras glándulas. Los problemas mentales del cuerpo humano afectan el sistema secretor como un todo de las glándulas endocrinas.

Algunas otras hormonas, estrógenos y corticoides retrasan el crecimiento inhibiendo a la G.H.

La regulación y el control de la hormona adrenocorticotrópica A.C.T.H. depende de los siguientes factores:

1. Hipotálamo
2. Retroalimentación de esteroides

3. Estructura nerviosa a través de
   a. nervios periféricos
   b. mesencéfalo
   c. sistema límbico

La compleja retroalimentación y el mecanismo funcional de los factores anteriores afectan la secreción de la adrenocorticotrópica. Fisiológicamente, no vamos a entrar en detalles, pero un hecho importante desde la perspectiva homeopática es que tenemos que considerar que las diferentes condiciones de estrés estimulan la secreción de la A.C.T.H. Junto con el estrés no específico como el trauma, los estrógenos y la epinefrina, las reacciones y las condiciones estresantes pueden afectar la secreción de esta hormona.

La sintomatología mental homeopática que ha sido cubierta ampliamente en un buen reporte expresa los diferentes rubros en los que los síntomas psíquicos son recogidos. Podemos ver que ésta es la clave que estimula el sistema nervioso o las glándulas endocrinas.

La producción de la hormona tiroides depende de tres factores gobernantes.

1. La reserva de yodo

2. La hormona estimulante de la tiroides del lóbulo anterior de la glándula pituitaria.

3. La condición y la actividad de la glándula tiroides misma.

La tirotrópica es regulada bajo el control del hipotálamo y del nivel de tiroxina en la sangre.

Es muy interesante notar que la hormona tiroides es un estimulador del metabolismo de los carbohidratos, proteínas, lípidos, calcios y fósforos, y afecta la función renal excretora.

También afecta el crecimiento normal. Es el principal arquitecto del crecimiento mental y físico.

La hormona tiroides también afecta los niveles de actividades del sistema nervioso. También afecta la respuesta emocional normal, la actividad cerebral y la actividad sensorial. La homeopatía ha encontrado una gran área de detalle de situaciones emocionales como la sección de la actividad mental para localizar indirectamente las actividades de la tiroides. También se ha observado que la tirotrópica del lóbulo anterior de la glándula pituitaria afecta la hormona tiroides. Ahora, si las actividades del lóbulo anterior de la glándula pituitaria se perturban, ciertamente esto afectará el funcionamiento normal de la hormona tiroides. Las situaciones mentales homeopáticas y cualquier situación estresante o emocional o cualquier modalidad sensorial directa o indirectamente afectan a la glándula maestra y este efecto a su vez afecta otras glándulas.

La E.S.H. y la L.H. funcionan para las actividades genitales tanto femeninas como masculinas. Estas dos gonadotropinas están bajo el control del hipotálamo y del estrógeno o andrógeno.

La L.T.H. y la M.H. son muy útiles durante el embarazo y el periodo de lactancia en mujeres. La prolactina estimula las glándulas mamarias y mantiene la actividad secretora del cuerpo lúteo.

Se ha confirmado por varios científicos que existe una clara interrelación entre la tiroides y la glándula adrenal así como entre la tiroides y las gónadas. Se ha demostrado una relación recíproca entre la A.C.T.H. y la T.S.H. Se ha confirmado que la deficiencia de la hormona tiroides incrementa la sensibilidad del sistema nervioso. Si homeopáticamente encontramos que algún paciente está muy nervioso y encaja en algún rubro peculiar de cualquier repertorio homeopático, ciertamente, en esa condición va a ayudar al paciente, como la teoría de la individualidad de la homeopatía estimula la fuerza vital para mantener el equilibrio óptimo entre las diferentes glándulas endocrinas.

Este es el genio de la homeopatía que sin entrar en detalles de análisis patológicos de las hormonas o fisiológicos sobre las actividades hormonales, si la individualización toma lugar, toda la materia se resuelve en un periodo corto de tiempo, de manera rápida, suave y permanente.

La hormona paratiroides regula el metabolismo de calcio y de los fosfatos. Al mismo tiempo, debe hacerse notar que la glándula tiroides a través de la tirocalcitonina, la hormona del crecimiento y las hormonas de insulina afecta el metabolismo del calcio. Es muy interesante observar aquí que la muy conocida hormona de insulina no sólo regula la glucosa de la sangre sino que también toma parte activa en la deposición de la glucosa en el hígado y en los músculos, e incrementa la oxidación de la glucosa. El metabolismo de carbohidratos, proteínas y grasas también es una función de la hormona de insulina. La glucogénesis, la hiperglucemia y la poliuria, también se ven afectadas por la insulina.

La insulina se afecta interconectadamente por la A.C.T.H., por la T.S.H. y por la prolactina; la secreción de insulina es controlada por las hormonas de la glándula pituitaria anterior, la hormona adrenal y la hormona tiroides. Los estrógenos, la vasopresina y las hormonas suprarrenales– la epinefrina y la norepinefrina también controlan la secreción de la hormona insulina. La G.H., la A.C.T.H., los estrógenos, la hormona intestinal estimulan la secreción de la insulina. La primera también estimula la secreción de glucagón.

La importancia del timo y de la glándula pineal es clara sin lugar a dudas como veremos en su funcionalismo en el siguiente capítulo, pero hasta donde se sabe, ninguna hormona conocida es producida por el timo o por la glándula pineal, pero las hormonas de la corteza suprarrenal y las hormonas sexuales inhiben la función del timo y la hormona tiroides estimula el funcionamiento de la glándula timo. La glándula pituitaria actúa sobre los adrenales y las gónadas y de esta forma, inhibe el timo pero actúa sobre la glándula tiroides y estimula el funcionamiento del timo. De la misma manera, la glándula pineal se afecta por otras secreciones endocrinas.

Como hemos aprendido anteriormente la hormona tiroides es afectada por la hormona estimulante de la tiroides del lóbulo anterior de la pituitaria de la misma manera que se ha encontrado que existe alguna relación entre la hormona tiroides y la glándula suprarrenal.

La hormona de adrenalina de la médula suprarrenal es una de las pocas hormonas que está directamente influenciada por el sistema nervioso; durante condiciones estresantes, la adrenalina proporciona una fuerza y una agresividad extraordinarias. La liberación de la adrenalina incrementa la presión sanguínea, acelera la respiración, acelera el pulso cardiaco y aumenta la glucosa en la sangre. Homeopáticamente, la situación estresante peculiar y las condiciones fisiológicas asociadas pueden tratarse muy bien al administrar el simillimum al paciente. Otra hormona no adrenalina actúa como la adrenalina. Las actividades de la glándula suprarrenal se controlan por la A.C.T.H. de la glándula pituitaria. La A.C.T.H. afecta todas las hormonas de la corteza suprarrenal. Se he encontrado una relación muy clara entre la corteza suprarrenal y las gónadas.

Las hormonas adrenales regulan las transformaciones químicas de azúcares, almidones y proteínas en el hígado y en otros órganos; la acción de la epinefrina se observa sobre el corazón y la dilación de las venas coronarias. La epinefrina también estimula la A.C.T.H. El riñón, el hígado, las actividades metabólicas, el sistema nervioso, las glándulas salivales, las glándulas lacrimales, los músculos suaves como el intestino, la vejiga, el ojo, el bazo, la piel, todos se ven afectados por la hormona epinefrina. Como la epinefrina, la norepinefrina actúa de la misma manera, excepto por algunas instancias. Ambas hormonas son secretadas por la glándula suprarrenal.

Las hormonas esteroides de la corteza suprarrenal tienen un amplio rango de acciones. Los glucocorticoides tienen una acción especial para el metabolismo de carbohidratos, proteínas, lípidos y minerales. Tiene una función especial para los músculos, la sangre y los huesos, el sistema nervioso central y las afecciones reumáticas. Los glucocorticoides tienen una acción especial para los estados alérgicos y los shocks anafilácticos. Los mineralocorticoides tienen una afinidad especial para el metabolismo de minerales, agua, proteínas y carbohidratos. Esta hormona protege el cuerpo contra las condiciones estresantes. Los glucocorticoides tienen también un funcionamiento especial sobre el trabajo del sistema nervioso. Las hormonas sexuales de la corteza suprarrenal controlan las características sexuales.

Hay una relación recíproca entre la A.C.T.H. de la pituitaria y de la hormona corticoide de la corteza suprarrenal. Ambas hormonas se influencian una a otra mutuamente. La interrelación entre las hormonas de la corteza suprarrenal y la tiroides debe estudiarse para confirmarse. La glándula pineal probablemente controla la hormona mineralocorticoide.

Las hormonas sexuales actúan primariamente sobre el sistema reproductivo. La hormona sexual masculina, la testosterona funciona para los órganos sexuales accesorios, vesículas seminales, próstata, pene, etc. La hormona es también responsable de las características sexuales secundarias como el crecimiento de vello sobre la cara y axila, en pecho y región púbica, voz masculina, actividad emocional de tipo masculino. Esta hormona también tiene efecto sobre la producción de esperma, crecimiento del hueso, crecimiento de los músculos y otras acciones metabólicas y anabólicas.

Vale la pena aclarar que la hormona sexual masculina o la femenina se producen exclusivamente por el sexo concerniente. Los adrenales masculinos producen hormonas femeninas y se secretan por la orina. En las mujeres las hormonas masculinas se producen también. Se ha observado que cuando se perturba un factor de este equilibrio, el hombre desarrolla cualidades femeninas y viceversa.

La progesterona es muy importante durante el embarazo. Prepara al útero para recibir los huevos fertilizados. La progesterona protege al embrión. Los senos de la mujer embarazada actúan gracias a los estrógenos y la progesterona afecta la ovulación y la menstruación. Coincidentemente, puede decirse que el ciclo de la menstruación y de la ovulación también están afectados por la pituitaria. El estrógeno también es responsable por el desarrollo de las características sexuales secundarias. Las hormonas ováricas, los estrógenos y la progesterona afectan como un todo a la matriz, las trompas de Falopio, la vagina, el cérvix, los senos, la vulva y el clítoris. El ciclo sexual es regulado mientras las hormonas de secreción de gonadotropina de la glándula pituitaria y de las hormonas sexuales de los ovarios estén normales. Las hormonas gonadotropinas tienen influencia directa sobre la hormona ovárica. Los estrógenos y la progesterona, trabajan para una actividad fisiológica equilibrada del sistema reproductor de las mujeres. Ambas hormonas toman parte en ciertas actividades metabólicas y anabólicas.

El control de la función ovárica se ha observado por la hormona pituitaria anterior, la glándula pineal, la corteza suprarrenal, el timo, el hipotálamo y las glándulas tiroides, las vitaminas y la temperatura. De la misma manera, las hormonas sexuales masculinas están controladas por la pituitaria, la corteza suprarrenal, el timo, la tiroides y el hipotálamo.

De esta forma, se verá que las características sexuales de cualquier persona no son funcionalismo matemático de las gónadas solamente, sino también son controladas por varias hormonas glandulares endocrinas.

Durante el embarazo, aparte de otros cambios fisiológicos, la pigmentación del seno es causada por la A.C.T.H. y por la M.S.H. ocurre la secreción de la hormona tiroides. El desarrollo del seno se lleva a cabo bajo acción simultánea de las hormonas femeninas, la hormona de crecimiento, la prolactina y los corticoides suprarrenales.

La placenta secreta las hormonas que se enlistan a continuación:

- Gonadotropina
- Prolactina
- Factor relajante del útero
- Progesterona
- Estrógeno

La placenta con la ayuda de estas hormonas estimula el crecimiento del cuerpo lúteo, controla la pituitaria y estimula la tiroides a través de la pituitaria, desarrolla las glándulas mamarias, y el útero. Todas estas hormonas hacen crecer los elementos uterinos durante el embarazo. El mecanismo de control de embarazo es bastante complejo, hasta puede decirse que por una parte, las hormonas de la placenta desarrollan y regulan el crecimiento del embarazo, por otra parte, la actividad pituitaria anterior controla los elementos uterinos, los ovarios, el parto; los estrógenos y la progesterona controlan no sólo el útero durante el embarazo, sino también después de él, además mantienen las actividades uterinas. Ciertamente, existe una interrelación recíproca entre la pituitaria y los ovarios. ∎

CAPÍTULO 3

DESÓRDENES DE LAS GLÁNDULAS ENDOCRINAS

Los desórdenes comunes de las glándulas endocrinas se han proporcionado abajo. Estos desórdenes deberían ser vistos en un espectro de síntomas que aparecen en el nivel físico y fisiológico. La homeopaticidad de los mentales nunca debería perderse de vista.

DESÓRDENES DE LA GLÁNDULA PITUITARIA

La hiperactividad de la glándula pituitaria produce diferentes síndromes.

La secreción excesiva de la glándula del crecimiento produce gigantismo o acromegalia.

La secreción excesiva de la A.C.T.H. causa la enfermedad de Cushing.

La secreción excesiva de la prolactina causa prolactinoma en mujeres.

La hipoactividad de la glándula pituitaria o la insuficiencia pituitaria produce diferentes síndromes. El hipopituitarismo resulta de la pérdida de una o más hormonas pituitarias.

La deficiencia de la hormona del crecimiento está caracterizada por falos pequeños en niños recién nacidos, el retraso en el crecimiento ocurre entre los 6 y 12 meses de edad, la adiposidad también se realiza.

La deficiencia de la vasopresina agrimonia es caracterizada por la diabetes insipidus, poliuria y polidipsia. Un daño al hipotálamo cusa diabetes insipidus mientras la vasopresina se produce en el hipotálamo.

La deficiencia de prolactina y oxitoxina o la hipersecreción de estas dos hormonas causan anormalidad en la lactancia. Este síndrome viene bajo la categoría de la deficiencia de la prolactina y la oxitoxina. La deficiencia de la adrenocorticotrópica viene bajo la categoría de hipoadrenalismo secundario. El modelo sintomático es caracterizado por anorexia, náusea, vómito, pérdida de peso, dolor, fatiga, malestar, dolor abdominal, hipoglucemia, hipotensión postural y pérdida de las características sexuales secundarias.

La deficiencia de la hormona luteinizante y la hormona folículoestimulante viene bajo la categoría del hipogonadismo secundario. Los síntomas característicos que ocurren son: disminución de la libido, infertilidad, amenorrea, oleadas de calor, pérdida del vello púbico y axilar (en mujeres) y disminución de la barba e impotencia (en hombres).

La deficiencia de tirotrópica viene bajo la categoría de hipotiroidismo secundario. El modelo sintomático es sutil:

hipotiroidismo primario, fatiga, crecimiento retrasado en niños y retraso en el desarrollo sexual, sequedad en la piel, ronquera, constipación, intolerancia al frío, facultades mentales disminuidas o lentas, bradicardia.

El hipopituitarismo ocurre debido a la secreción insuficiente de hormona u hormonas. Los adenomas pituitarios son la causa común de hipopituitarismo. Este tipo de tumor u otros tumores metastáticos de la pituitaria o del hipotálamo pueden producir síntomas locales que afectan las perturbaciones oftálmicas y las cefaleas. Los adenomas pituitarios pueden producir síndromes de excesos combinados de deficiencia de la glándula pituitaria. Algunas otras causas de hipopituitarismo son trauma, cirugía, radiación, infección, hipófisitis auto-inmune.

Ahora una sintomatología detallada de los diferentes síndromes se proporciona a continuación:

Síndrome de Cushing

1. El síndrome de Cushing es hiperfunción o hipersecreción da la glándula pituitaria y de la corteza suprarrenal. Esto puede tomar lugar debido al adenoma pituitario o al carcinoma adrenal.
2. La virilidad en mujeres y la feminidad en hombres.
3. La obesidad, las funciones sexuales disminuidas, incluso la supresión de las mismas.
4. Deposición de grasa en cara, senos, cuello, glúteos y tronco. Cara abotagada y huesos frágiles y quebradizos.
5. Las extremidades permanecen sin ser afectadas.

6. La impotencia en hombres. Las mujeres pueden desarrollar barba y vellos en cara.

7. Acné, hipertensión, hiperglucemia, glicosuria.

Prolactinoma

1. Amenorrea, galactorrea e infertilidad en mujeres.

2. Hipogonadismo, pérdida de la libido e impotencia (en hombres).

ACROMEGALIA O GIGANTISMO

1. Causado por la secreción incrementada de la hormona del crecimiento.

2. Crecimiento óseo rápido y excesivo.

3. Agrandamiento marcado de manos y pies y ciertos elementos de manos y pies.

4. La condición es más común en mujeres.

5. Los sujetos oscilan entre los 20 y los 40 años de edad.

Síntomas clínicos

1. Hormigueo y entumecimiento de las extremidades

2. Cefalea bitemporal, debilidad mental y física.

3. Transpiración excesiva, voz ronca.

4. Nerviosismo y concentración difícil.

5. Pecho agrandado.

6. Síntomas diabéticos de orina excesiva y sed.

DESÓRDENES DE LAS GLÁNDULAS ENDOCRINAS

7. Tasa metabólica basal incrementada
8. Impotencia temprana y amenorrea
9. Sentido olfativo perturbado.
10. Fotofobia, atrofia óptica y posteriormente oftalmoplejía.
11. Pérdida de la fuerza muscular.
12. Mentalmente irritable, depresión y melancolía.
13. Las manos y los pies se encuentran agrandados, al igual que el cráneo, la espina y el pecho. La piel está más gruesa al igual que los labios, la lengua y la nariz. Hígado y riñones agrandados. El corazón está hipertrofiado.
14. La prognosis no es favorable; la vida puede continuar por varios años.
15. La hormona del crecimiento de la pituitaria anterior es el factor hiperactivo de este modelo de enfermedad. Es también un estado de hiperpituitarismo o hipersecreción de la glándula del crecimiento.

Enanismo

1. Aunque algunas otras enfermedades como el raquitismo, el cretinismo, la enfermedad celiaca, etc. causan el modelo de esta enfermedad, aún así la hiposecreción de la hormona del crecimiento es la causa principal de esta enfermedad.
2. El crecimiento físico y mental está retrasado.
3. El desarrollo mental se retrasa.
4. La apariencia general y el estado mental pueden parecer normales.

Infantilismo pituitario

1. La hipoactividad de la pituitaria causa este síndrome en el que el crecimiento del cuerpo se ve retrasado al igual que el desarrollo sexual, la apariencia puede ser normal; la piel y el cabello también.

HIPOPITUITARISMO

1. Deficiencia de la secreción pituitaria.
2. Algunas veces, destrucción del lóbulo anterior.
3. Más en mujeres.
4. Exhaustividad progresiva, debilitamiento muscular.
5. Cambios tróficos en dientes, cabello y uñas.
6. En mujeres un parto difícil y complicado por trombosis causa la destrucción de la pituitaria anterior.
7. Necrosis, daños en cabeza y degeneración del lóbulo anterior de la pituitaria, temblores en la pituitaria anterior.

Síntomas clínicos

1. Debilidad, exhaustividad progresiva.
2. Pérdida del apetito, constipación.
3. Errores en la lactancia y sensibilidad al frío.
4. Piel pálida y arrugada.
5. Temperatura sub-normal.
6. Impotencia o amenorrea.

DESÓRDENES DE LAS GLÁNDULAS ENDOCRINAS

7. Cefalea –frontal y temporal.
8. Disminución del pulso cardiaco, de la presión arterial, de la tasa metabólica basal y de la glucosa sanguínea.
9. Pérdida de las características sexuales secundarias.
10. La enfermedad es progresiva hasta la completa destrucción de la pituitaria anterior.
11. Esto no debería confundirse con mixedema; de la misma manera, la pigmentación no está ahí, y por tanto, no debe confundirse con la enfermedad de Addison.

EL SÍNDROME DE FROHLICH

1. Un nuevo crecimiento cerca de la pituitaria afecta el lóbulo anterior y el hipotálamo.
2. Atrofia progresiva.
3. Adiposidad y desarrollo sexual afectado negativamente.
4. Hipogonadismo, obesidad con diabetes insipidus, somnolencia excesiva, perturbación en la temperatura.
5. Crecimiento físico y mental retrasado e infantilismo sexual.
6. La enfermedad comienza en la etapa temprana de la adolescencia en ambos sexos. En niños la distribución de grasa y pene pequeño así como senos grandes es un ideal de prototipo de este síndrome.
7. Craneofaringioma es un tumor de la faringe desde el cual la pituitaria anterior se forma. Este tumor oprime la pituitaria anterior causando hipopituitarismo y visión borrosa. La presión perturba el hipotálamo causando

perturbación en el sistema nervioso. En sujetos jóvenes se presentan perturbaciones sexuales, personas más grandes se quejan de visión borrosa y doble. Mientras el tumor crece, la somnolencia y el entorpecimiento mental aumentan. El niño no crece, está obeso o demasiado delgado.

8. **Diabetes insipidus:** es causada por el trabajo insuficiente del lóbulo posterior de la glándula pituitaria. La secreción deficiente de la vasopresina causa diabetes insipidus mostrando la sintomatología de la poliuria y la polidipsia. Puede ser familiar y es muy común entre los 10 y los 40 años. Un nuevo crecimiento en la pituitaria y meningitis basal pueden ser la causa de la hiposegregación de la vasopresina dando lugar a la diabetes insipidus, constipación, sueño perturbado, boca seca. Emaciación y debilidad generales. El primer síntoma es sed intensa.

DESÓRDENES DE LA GLÁNDULA TIROIDES

Las enfermedades de la glándula tiroides son ya sea incremento o disminución en la secreción de la glándula. La hiperactividad de la glándula tiroides es hipertiroidismo y la hipoactividad de la glándula es hipotiroidismo. El tamaño anormal de la glándula como el bocio con o sin nódulos puede o no tener las disfunciones anteriores. La hiperfunción de la glándula tiroides produce diversas enfermedades:

Tirotoxicosis es hipertiroidismo y es causada por un exceso de circulación de T4 y T3. los síntomas son temblores, ansiedad, taquicardia, pérdida de peso, fatiga, disnea, apetito incrementado, entre otros. Los pacientes más grandes pueden presentar fallas cardiacas. Estas son de dos tipos: primarias y secundarias.

Hipertiroidismo primario o bocio exoftálmico. El bocio exoftálmico o bocio tóxico es también conocido como la enfermedad de Grave. En esta enfermedad la glándula tiroides se agranda con la hipersecreción de la hormona tiroides (tiroxina). El nerviosismo, la pérdida de peso, la palpitación, las lesiones de la piel y los cambios en los dedos, los temblores, el apetito, la sed incrementada, la sensibilidad al frío también incrementada, la diarrea, la amenorrea, la temperatura tibia en las manos y la humedad son los síntomas de la enfermedad de Grave. La causa de este hipertiroidismo es la sobre-estimulación de la glándula tiroides por la hormona tirotrópica de la glándula pituitaria anterior. Esta enfermedad es mucho más común en mujeres. Ocurre entre la pubertad y la menopausia. El hipertiroidismo, aparte de la sobre-estimulación de la glándula tiroides, es causada por accidente, infecciones, fluctuaciones temporales, estrés, preocupación ansiedad, manía sexual y factores genéticos.

La tirotoxicosis es también encontrada en desórdenes como tiroiditis sub-aguda, bocio uni-nodular tóxico, bocio multi-nodular tóxico, carcinoma metastático folicular tiroideo. Otra causa además de la fuente endocrina son los tumores, el carcinoma que puede causar la tirotoxicosis. Se trata de un severo hipertiroidismo manifestando fiebre, nausea, delirio, taquicardia, edema pulmonar y falla cardiaca. Es una situación que amenaza la vida. La tiroiditis viral o aguda no supurativa es también hipertiroidismo. Esta enfermedad es mucho más común en mujeres. El agrandamiento tiroideo pre-existente es una causa inmediata para que se desarrolle esta enfermedad. La infección viral, la inflamación, los dolores de garganta, la infección respiratoria, el malestar, la debilidad, la fiebre y la cefalea son los síntomas de esta enfermedad. La glándula tiroides inflamada segrega más hormona tiroides.

En el hipotiroidismo la glándula tiroides no produce una cantidad adecuada de hormona tiroides. El mixedema es un modelo ideal de este tipo de desorden. Es esta enfermedad una mayoría de tejidos se vuelven infiltrados con un fluido que causa abotargamiento de la piel. El funcionamiento normal del órgano interno es perturbado. La cara, los labios, la lengua, los párpados, las manos, los pies, todos están hinchados, la piel seca, el cabello es escaso, las uñas quebradizas, habla de manera incomprensible, excitabilidad, movimiento torpe de los músculos son algunos de los síntomas característicos. Además de estos síntomas, la debilidad y las facultades mentales débiles, las actividades metabólicas físicas y las acciones mentales disminuidas son algunas de las indicaciones que acompañan el abotargamiento del cuerpo. Además del desequilibrio endocrino de la glándula tiroides, la remoción quirúrgica, la radiación y el hipopituitarismo pueden causar el modelo de la enfermedad. En mixedema la sensibilidad al frío, el desequilibrio menstrual, el reumatismo, la sordera, la deficiencia coronaria, la presión sanguínea baja, la anemia y otros síntomas se observan.

Otra enfermedad de hipotiroidismo es hipotiroidismo infantil o cretinismo. En esta enfermedad los síntomas comienzan desde la etapa neo-natal. El cretinismo puede ocurrir en donde hay deficiencia de yodo y bocio endémico. Esto pasa en la mayoría de los casos y en muchas instancias la madre tenía bocio. El cretinismo esporádico es poco común; ocurre cuando la deficiencia de tiroides se presenta debido a algún defecto embrionario, a la ausencia congénita del tejido tiroideo, a la ausencia de algunas enzimas para la biosíntesis de la hormona tiroidea. En casos extraordinarios el bocio y la herencia cuentan mucho para dicho cretinismo esporádico. El remarcable retraso en el desarrollo mental, el abdomen prominente, la ronquera de la voz, el cuerpo abotagado, la piel seca, la dentición tardía, la sexualidad no desarrollada, las manos y los pies cortos y gruesos, la tasa metabólica basal baja, la temperatura sub-normal son todas las características que se exhiben en la vida temprana. Este tipo de hipotiroidismo de la vida temprana del niño se denomina como cretinismo.

Otro síndrome es la tiroiditis de Hashimoto. En esta enfermedad la inflamación de la glándula tiroides es seguida de hipotiroidismo. Es mucho más común en mujeres y se desarrolla entre la edad de los 30 y los 50. El bocio inicial moderado se desarrolla en un modelo de mixedema de hipotiroidismo.

Aquí debemos notar algo que el cretinismo es un estado de crecimiento retardado (físico y mental) debido a la ausencia congénita de la hormona tiroides, es aquí donde el mixedema juvenil difiere del cretinismo en términos que la insuficiencia tiroidea aparece y se desarrolla después del nacimiento.

Las enfermedades de la glándula tiroides dependen de la función de la hormona tiroides como su naturaleza "hiper" o "hipo" y además, el tamaño de la glándula tiroides debería también considerarse en descripción de las enfermedades tiroideas. Los tumores y la glándula tiroides también producen diferentes enfermedades de la glándula tiroides. Como el síndrome Hashimoto se observa a la mitad de la vida, el patrón semejante se observa después de la mitad de la vida, las características específicas de este síndrome se ven también en el síndrome de Riedel.

El bocio simple no tóxico se observa en donde la deficiencia del yodo limita la biosíntesis de la hormona tiroides y esto estimula el mecanismo complejo de las glándulas endocrinas como el hipotálamo frente a la secreción del lóbulo anterior de la pituitaria. Hábitos alimenticios, embarazo, algunas toses y asma causan el bocio. El bocio simple es mucho más común en mujeres y comienza en la pubertad y gradualmente aumenta en tamaño hasta la edad de los 30. Hinchazón del cuello, disnea de noche, agrandamiento venoso, congestión facial son algunos de los síntomas más comunes. Éste es un agrandamiento no maligno de la glándula tiroides; algunas veces, debido al tamaño tan grande pueden presentarse hemorragias, si la disfagia y la voz ronca se producen, se sugiere un cambio maligno en el bocio simple no tóxico.

En pocas palabras, las funciones generales de hipotiroidismo son fatiga e hinchazón, calambres musculares, incremento en el peso, piel seca y amarillenta, pérdida del cabello, disminución del pulso cardiaco, desórdenes mentales, menstruaciones pesadas, infertilidad, abotargamiento, entumecimiento en dedos y las funciones de hipertiroidismo son pulso cardiaco incrementado, temblores en las manos, pérdida de cabello, piel tibia y húmeda, movimiento intestinal incrementado y fatiga. El agrandamiento de la glándula como el bocio con o sin nódulos es otro defecto estructural de la glándula tiroides en la que la naturaleza "hiper" o "hipo" de la glándula tiroides es una perturbación funcional de las hormonas tiroideas.

DESÓRDENES DE LAS GLÁNDULAS PARATIROIDES

El hipertiroidismo es una condición en la que la secreción de la P.T.H. es incrementada y la falta de secreción de esta hormona da como resultado el hipoparatiroidismo.

El hiperparatiroidismo causa perturbación en el equilibrio de calcio y gasto muscular. La hipercalcemia causa dolor de huesos, debilidad, fatiga, confusión, síntomas gastrointestinales, hipertensión, arteriosclerosis y fracturas.

El hipoparatiroidismo, por otro lado, es caracterizado por la hipocalcemia, debilidad y fatiga en los músculos, dolor y calambres, cambios mentales, entre otros.

En hiperparatiroidismo la poliuria, la sed, la anemia, la leucemia pueden también estar asociadas con los síntomas fisiológicos descritos anteriormente. El hiperparatiroidismo complicado puede producir uremia. El drenaje del calcio y del fósforo de la orina causa desórdenes renales y de esta manera, progresivamente la muerte puede presentarse. El paciente que muestra un tumor óseo, fracturas y cálculos renales puede ser una víctima de hiperparatiroidismo. Los cambios sanguíneos y radiológicos lo confirman.

Los desórdenes de las dos situaciones anteriores son:

1. **Ostetitis fibrosa diffusa:** es el modelo del hiperparatiroidismo. La hiperactividad primaria de la glándula paratiroides puede ser debido a un adenoma de una de las glándulas o a la hiperplasia. Los síntomas de esta enfermedad son dolor en los huesos, en la pelvis, en las extremidades y en la espalda, flexión de los huesos largos, fracturas repentinas, deposición del calcio en los músculos, en la piel y en el epitelio tubular renal. Pueden

presentarse poliuria y sed. En etapas avanzadas las complicaciones del hiperparatiroidismo, como se describen anteriormente, pueden ocurrir.

2. **Tetania:** Esta enfermedad es el resultado de la actividad disminuida de la glándula paratiroides a pesar de que el hipoparatiroidismo sea el síntoma característico de esta enfermedad. Hay espasmos musculares que perturban los movimientos del cuerpo, así como el mecanismo interno (laríngeo, bronquial, de la lengua, de los ojos, del tracto urinario, del recto); excitabilidad nerviosa, y palpitación cardiaca. La piel se vuelve seca y las uñas quebradizas. Todo esto ocurre debido a la disminución del calcio en la sangre; se observa también visión doble y borrosa, y dientes cariados.

Algunos otros factores como la deficiencia de vitamina D, el raquitismo, los desórdenes gastrointestinales y la nefritis son tratados con grandes dosis de alcalinos que pueden causar la tetania secundaria. En estos casos el factor primario es corregido. La tetania debería ser diferenciada de los síntomas semejantes como la epilepsia.

En perturbación hormonal de la paratiroides, el calcio y el fósforo se desequilibran, puede ser hiperparatiroidismo o hipoparatiroidismo. Aparte de esta perturbación hormonal de hipo secreción de esta hormona, la remoción quirúrgica, la uremia, el raquitismo infantil, también producen las características del hipoparatiroidismo.

DESÓRDENES DE LAS GLÁNDULAS SUPRARRENALES

Esta glándula tiene dos porciones, la porción externa que

es la corteza y la porción interna que el la médula o glándula suprarrenal. Ésta elabora diferentes sustancias que controlan las actividades metabólicas. También produce andrógenos y estrógenos en ambos sexos. La glándula suprarrenal está aliada al sistema nervioso simpático. A pesar de que la glándula suprarrenal produce dos hormonas – adrenalina y no adrenalina, estas hormonas están comprometidas con varias funciones de la vida, incluso se ha observado que no es esencial para la vida misma. Cualquier enfermedad en la que la médula esté presente parece ser insignificante.

La corteza suprarrenal produce tres grupos principales de hormonas:

- Glucocorticoides
- mineralocorticoides
- hormonas sexuales.

La corteza es activada por la pituitaria. Las enfermedades de la glándula adrenal caen en dos categorías: "hiperfunción" e "hipofunción".

Bajo la hiperfunción de la glándula adrenal caen principalmente, el síndrome adrenogenital, el síndrome de Cushing y el hiperaldosteronismo.

Síndrome adrenogenital, es también conocido como virilismo – una característica de crecimiento de vello en la cara y el cuerpo de las mujeres. En niños, esta enfermedad afecta a las mujeres principalmente aquellas que siguen un desarrollo sexual prematuro así como crecimiento muscular. En adultos el hirsutismo es visto cuando se observa el crecimiento del vello en el cuerpo, la voz y la fuerza muscular. En mujeres adultas, la esterilidad y la supresión menstrual son características. Es extraño en hombres pero en caso de presentarse, la libido se destruye por completo, y las mamas se desarrollan, la distribución de grasa femenina es muy evidente. Se presenta un incremento de presión sanguínea paroxismal, pigmentación alrededor de los ojos, y las tendencias de psicosis y homosexualidad aparecen. El síndrome adrenogenital y el síndrome de Cushing son ambos el resultado de la hipersecreción de las hormonas adrenales.

El síndrome de Cushing también se relaciona con la glándula pituitaria; grandes cantidades de grasa se depositan en los senos, en la cara, en el cuello, en el tronco y en los glúteos. Las extremidades se ven libres de esta deposición. Si se trata de una mujer las características de virilismo aparecen, y si se trata de un hombre la feminidad se desarrolla. Hay adelgazamiento de la piel con equimosis, acné, hipertensión, hiperglucemia y glicosuria. En hiperaldosteronismo el tumor adrenal puede encontrarse. Este tumor causa debilidad muscular, hipertensión e hipercloremia. En estos casos se requiere de cirugía.

Los tumores de la glándula suprarrenal pueden ser benignos o malignos. Estos tumores contienen una gran cantidad de adrenalina. Este exceso de adrenalina puede producir hipertensión, palpitación, cefalea, nausea, vómito, cianosis y glicosuria. También en estos casos se necesita de cirugía.

Bajo hipofunción de la glándula suprarrenal la enfermedad de Addison se mantiene. La secreción deficiente de la hormona es la razón principal de hipofunción de la glándula suprarrenal. La deficiencia adrenal aguda puede aparecer en shock quirúrgico, quemaduras o infecciones que causan colapso circulatorio, inquietud e hipoglucemia. La deficiencia adrenal crónica se manifiesta por astenia, presión sanguínea baja, incremento de la pigmentación de la piel y desarrollo sexual disminuido. Kala-azar e hidropesía epidémica pueden mostrar los síntomas de hipoadenia, pero la enfermedad de Addison es una enfermedad hipofuncionaria de la glándula suprarrenal asociada con la enfermedad orgánica. La enfermedad de Addison es caracterizada por extrema debilidad, pigmentación morena de las membranas mucosas y de la piel, hipotensión, vómito, pérdida del apetito, constipación o diarrea, mareos, dolor en el epigastrio, deficiencia mental o irritabilidad. La verdadera enfermedad de Addison es muy extraña y si existe, existe entre los 25 a los 50 años de edad. Otros factores que causan el síndrome de la enfermedad de Addison son: atrofia de la glándula, desorden de la glándula pituitaria, tuberculosis de la glándula suprarrenal, infiltración leucémica y carcinoma metastático.

DESÓRDENES DEL PÁNCREAS

Bajo ciertas condiciones los islotes de células del páncreas se dañan, de tal forma que la producción de insulina se vuelve inadecuada para el metabolismo de la azúcar en la sangre, así el nivel de azúcar se vuelve muy alto. Si hay un tumor en el islote de células, la cantidad de secreción de insulina puede irse muy arriba causando hiperinsulinismo y el nivel de glucosa en la sangre baja. La situación anterior es bien conocida como diabetes mellitus. La diabetes mellitus es sólo un resultado inmediato del mal funcionamiento de los islotes de Langerhans, así como la diabetes insipidus, una condición de poliuria, es un resultado de desorden pituitario. La diabetes mellitus también ocurre debido a ciertos factores endocrinos. Puede presentarse en cualquier edad y sin preferencia de sexo, algunos factores genéticos juegan también un papel importante al producir diabetes mellitus. El azúcar en la sangre y en la orina, poliuria, emaciación y mucha hambre son los síntomas de la diabetes mellitus. Los síntomas de este hipoinsulinismo son nausea, vómito, acortamiento de la respiración, confusión y coma; antes del coma, visión borrosa y mareos intermitentes pueden ocurrir. Si la glucosa en la sangre se vuelve muy alta, los riñones no se pueden dar abasto y se establece la glicosuria. El daño o infección del páncreas, alguna terapia hormonal peculiar y el estrés pueden causar también diabetes mellitus.

La diabetes mellitus tiene dos tipos:

1. I.D.D.M. (los dependientes de insulina)
2. N.I.D.D.M. (los no dependientes de insulina)

El estudio de diabetes mellitus es un área muy vasta, en el caso más avanzado de diabetes mellitus la intoxicación ácida ocurre presentando síntomas como: debilidad, pérdida del apetito, nausea, olor dulce al inhalar, y finalmente coma y si no se trata inmediatamente, el paciente puede morir. Una sobreproducción de insulina puede tomar lugar debido a la poca actividad de la tiroides y durante la hipoglucemia.

El hiperinsulinismo referido en el párrafo anterior causa hipoglucemia. Algunas causas patológicas y etiológicas de hiperactividad de producción de insulina son:

1. Adenoma de los islotes de células o carcinoma.
2. Hiperactividad del nervio vago.
3. Enfermedades hepáticas.
4. Fallo en la pituitaria anterior y la corteza suprarrenal
5. Sobredosis de insulina.

Los síntomas de hiperinsulinismo son debilidad, taquicardia, sudoraciones, ansiedad, aprensión, constricción en el pecho, cólera, conducta emocional, palidez de la cara, confusión, perturbaciones sensoriales, entumecimiento y parestesia de los muslos, cefaleas severas y coma.

DESÓRDENES DE LAS GÓNADAS

TESTÍCULOS

Bajo ciertas condiciones la función de los testículos se cambia y la baja producción o la sobreproducción de la hormona masculina se alcanzan. Esto es causado por malformaciones de ciertos componentes de los testículos, tumores en la pituitaria o en la corteza suprarrenal. Como sabemos los testículos tienen dos funciones: la espermatogénesis y la secreción hormonal, de tal forma encontramos que la función de la tiroides afecta a los testículos principalmente. La tirotoxicosis incrementa la libido. El mixedema disminuye la libido y la espermatogénesis. La espermatogénesis depende totalmente de la F.S.H. de la pituitaria anterior. El hipogonadismo se presenta cuando los testículos no funcionan debido a la ablación de los mismos. Éste puede ser el factor primario si los testículos se ven afectados directamente. Bajo la causa primaria algunos defectos genéticos o constituciones genéticas pueden causar hipogonadismo y en causas secundarias, será la disfunción de la pituitaria la causante de la enfermedad. La deficiencia de F.S.H. y L.H. la causan.

Las características clínicas del hipogonadismo en la prepubertad se presenta en brazos y piernas largas, las características sexuales masculinas primarias y secundarias no se desarrollan. La impotencia puede también ser una causa de hipo o hipertiroidismo y de hiperprolanemia. La ginecomastia es un agrandamiento benigno del seno masculino. Puede deberse a defectos genéticos y al hipogonadismo. No cabe duda, que hay muchas otras razones por las que se presentan estas enfermedades, sin embargo, no es el objetivo de este trabajo. El climaterio masculino es como la menopausia femenina. Los síntomas de este climaterio son lasitud, pérdida de peso, insomnio, taquicardia, cefalea, depresión y dolores en las extremidades. La irritabilidad emocional y la pérdida de la libido son también algunos síntomas subjetivos. La esterilidad masculina, la sub-fertilidad y la caída de los testículos son también rasgos importantes de los desequilibrios hormonales.

El hipergonadismo produce estos síntomas que son opuestos al hipogonadismo. El desarrollo sexual precoz se presenta cuando antes de la pubertad el modelo adulto de las características sexuales se desarrolla.

OVARIOS

Todos los órganos reproductivos de la mujer se afectan por las hormonas sexuales ováricas. Los ovarios mismos son controlados por estas hormonas. Una relación recíproca ovario-pituitaria debe darse para un funcionamiento saludable de los ovarios. La maduración de los huevos, la ovulación, la regulación de los ovarios dependen de las hormonas de los ovarios.

El ciclo sexual de la mujer depende del funcionamiento normal de las hormonas gonadotropinas de la pituitaria y de las hormonas sexuales de los ovarios. Si la glándula pituitaria actúa en un estilo "hiper" o "hipo", afecta la secreción ovárica.

DESÓRDENES DE LAS GLÁNDULAS ENDOCRINAS

La deficiencia hormonal de ovarios perturba el ciclo menstrual. El flujo cesa o se vuelve irregular. El crecimiento de los órganos sexuales y de las características sexuales se retrasa o se obstruye. Los senos permanecen también sin desarrollarse.

El exceso hormonal de ovarios, por otra parte, produce madurez temprana. La pubertad precoz presenta características sexuales plenamente desarrolladas.

La amenorrea (la menstruación no aparece en la chica adolescente), la menorragia y el sangrado excesivo son los rasgos de la disfunción o de la sobrefunción reproductiva. La función de la glándula tiroides puede ser algunas veces la causa del sangrado excesivo. La amenorrea primaria puede estar ahí también por causas de la pituitaria y del hipotálamo. La secreción ovárica deficiente también causa amenorrea. Homeopáticamente, es muy importante observar que el sistema nervioso y el sistema psicogénico juegan ambos un importante papel en el control del ciclo menstrual. Los desórdenes endocrinos como la tirotoxicosis, el síndrome de Cushing, la enfermedad de Simmond y el gigantismo así como las perturbaciones del hipotálamo pueden ser causas posibles de la amenorrea. Para ser más claros la amenorrea primaria puede deberse a hiperplasia del útero o a los defectos obstructivos genitales en el tracto genital. La razón endocrina de la amenorrea primaria puede ser hipopituitarismo e hipotiroidismo. La amenorrea secundaria puede tener el desequilibrio endocrino como los desórdenes del hipotálamo.

DESÓRDENES DE LA GLÁNDULA TIMO

Algunas veces el timo llega a crecer más de lo normal, esto sucede por el efecto de otras glándulas endocrinas. El timo es susceptible de la influencia de los esteroides adrenocorticoides y de la A.C.T.H. La relación recíproca entre las diferentes glándulas endocrinas se ha discutido con anterioridad.

La glándula timo crece debido a las insuficiencias adrenales y a la hiperactividad de la tiroides. Algunas formaciones de tumores pueden también tomar lugar en el sitio de la glándula timo.

El timo también puede crecer en tirotoxicosis primaria, enfermedad de Addison, acromegalia y otras. El asma tímica tiene conexión con el crecimiento exagerado del timo pero no es de origen endocrino.

DESÓRDENES DE LA GLÁNDULA PINEAL

Los tumores pineales, aunque son extraordinarios, pueden aparecer a cualquier edad. Los síntomas del desarrollo sexual precoz sugieren una sobre-actividad de las hormonas sexuales. El crecimiento del tumor de la glándula pineal presiona en la pituitaria para que haya una secreción mayor de las hormonas sexuales. Los síntomas del tumor pineal se encuentran sólo si el tumor se presenta antes de la pubertad. En jóvenes varones el tumor madura los órganos sexuales y se presentan las características sexuales secundarias; en las jovencitas, no aparecen síntomas, simplemente en la edad adulta la menstruación cesa. En el hombre adulto la degeneración de los testículos toma lugar. Ésta es una breve sintomatología de los tumores pineales.

DIAGNOSIS

Hemos discutido varios desórdenes de las glándulas endocrinas. Ahora en los siguientes puntos discutiremos la diagnosis y los tests de laboratorio (si ha habido alguno) de hiper e hipoactividad de algunas glándulas endocrinas. Cuando cualquier paciente acude al homeópata y si el caso está bien diagnosticado por el tratamiento previo del tipo de perturbación endocrina, se muestra un camino más en esa dirección para el homeópata, pero si el caso no ha sido diagnosticado previamente, los síntomas señalan la posibilidad de estos tipos de enfermedad. Aunque el nombre de la enfermedad no es importante para el homeópata (tomará en cuenta la sintomatología y prescribirá el simillimum adecuado) aún así, el modelo sintomático sirve de guía para confirmar el desorden endocrino particular por pruebas patológicas y la aparición física.

Hiperactividad de la glándula pituitaria

(A) 1. Si hay un agrandamiento facial o de las extremidades, piel seca y cambios en los ojos, la debilidad muscular y la cefalea están presentes.

2. La tolerancia al azúcar se altera.

3. La silla turca muestra erosión puede ser acromegalia.

(B) 1. Si el agrandamiento generalizado de todo el esqueleto está presente.

2. Impotencia en hombres, amenorrea en mujeres.

3. Se desarrolla la glicosuria

—Puede ser gigantismo

Hipoactividad de la glándula pituitaria

(A) 1. Si hay gasto y emaciación y cambios tropicales en los cabellos, uñas y dientes. Los vellos púbicos y axilares, las uñas y los dientes se caen.

2. La presión sanguínea, el pulso cardiaco y el nivel de azúcar en la sangre están disminuidos.

3. Impotencia en hombres y amenorrea en mujeres.

4. Debilidad aguda, constipación, sensibilidad extrema al frío y cefaleas.

5. Características secundarias perdidas.

6. La hipoglucemia puede seguirse de coma.

—Puede tratarse de la enfermedad de Simmond.

(B) 1. Si el crecimiento físico y sexual se retrasa.

2. El estado mental es normal

3. La piel y el cabello son normales

—Puede ser infantilismo.

(C) 1. Si no hay crecimiento físico y sexual.

2. Desarrollo sexual retrasado

3. Tipo femenino de distribución de grasa e hipogonadismo con somnolencia excesiva.

4. Se presenta la diabetes insipidus.

—Puede tratarse del síndrome de Frohlich
(distrofia adiposo-genitalis)

(D) 1. Si hay polidipsia, gran hambre, poliuria.

2. Constipación, emaciación, sueño perturbado y el interior de la boca seca.

3. La silla turca muestra deformidad

— *Puede ser diabetes insipidus*

Hiperactividad de la glándula tiroides

1. Si hay fatiga con apariencia oftálmica.

2. Torpeza y deficiencia en las actividades mentales y físicas.

3. Apariencia grasosa.

4. piel gruesa.

5. concentración de yodo.

6. colesterol muy alto

— *Puede ser mixedema*

El mixedema debe diferenciarse da la enfermedad de Simmond, que presenta anemia, obesidad y psicosis junto con hipercolesterolemia.

Hiperactividad de la glándula paratiroides

1. Si hay dolor excesivo en los huesos de las extremidades, en la espalda y en la región pélvica.

2. Fracturas espontáneas.

3. Nódulos.

4. Debilidad muscular, vómitos y dolor en el abdomen.

5. Las pruebas radiológicas muestran osteoporosis, deposición de calcio en el epitelio tubular renal o en los pulmones.

—*Puede tratarse de una condición de hiperparatiroidismo.*

Hipoactividad de la glándula paratiroides

1. Si hay espasmos musculares dolorosos. Estos espasmos musculares pueden aparecer en cualquier parte del cuerpo.
2. Movimientos del cuerpo perturbados así como el sueño.
3. Excitabilidad nerviosa, perturbación sensorial y emocional.
4. Piel seca, uñas quebradizas, visión borrosa.
5. Nivel de calcio bajo y plasma fosfórico alto

—*Puede ser tetania.*

Hiperactividad de la glándula adrenal

1. Si la grasa se deposita en todo el cuerpo con excepción de las extremidades.
2. Hipertensión, obesidad y osteoporosis.
3. Funciones sexuales disminuidas.
4. Impotencia en hombres y virilismo en mujeres, feminidad en hombres.
5. La tolerancia a la glucosa es baja.
6. La orina muestra glucocorticoides.

—*Puede ser el síndrome de Cushing.*

Hipoactividad de la glándula adrenal

(A 1. Si hay colapso circulatorio repentino. Inquietud, bajo nivel de glucosa en la sangre. Puede presentarse coma después.

—puede ser baja actividad de la glándula adrenal.

(B) 1. Si la debilidad con tendencias hipotensivas se presenta.

2. Características sexuales disminuidas así como el desarrollo sexual.

3. Pigmentación en la piel.

—Puede ser cualquier forma de deficiencia adrenal crónica.

(C) 1. Si hay pigmentación de la piel.

2. Tendencias hipertensivas y fatiga.

3. Hipotermia.

4. Cambios urinales y sanguíneos.

—Puede tratarse de la enfermedad de Addison.

La sintomatología del origen pato-fisiológico de los desórdenes pancreáticos como la diabetes mellitus es muy común, y cualquiera puede decir que puede ser diabetes mellitus si hay síntomas de poliuria, hambre y sed incrementadas y emaciación. El nivel de glucosa en la sangre se perturba y el test de la tolerancia a la glucosa muestra altos niveles de azúcar en la sangre. Los síntomas de los desórdenes de las gónadas, del timo y de la glándula pineal se han descrito previamente. El diagnóstico anterior muestra que debería leerse y analizarse con los modelos sintomáticos detallados de los desórdenes endocrinos, como se discutió previamente en este capítulo.

Los síntomas pato-fisiológicos no son el constituyente principal del homeópata. La filosofía homeopática de la toma del caso y la selección del remedio no pueden nunca hacerse a un lado. Los detalles anteriores de las glándulas endocrinas no son una secuela segmentada para la aproximación homeopática, sino más bien pretenden presentar el modelo específico de perturbación de la fuerza vital a través de las glándulas endocrinas. ∎

CAPÍTULO 4

EL CAMINO HOMEOPÁTICO HACIA LA ENDOCRINOLOGÍA

"No hay, en el interior del hombre, nada mórbido que sea curable ni tampoco ninguna alteración mórbida invisible que sea curable que no se de a conocer a partir de la observación adecuada de los médicos por medio de los signos y síntomas mórbidos – un arreglo en perfecta conformidad con el bien infinitivo de los sabios preservadores de la vida humana."

Parágrafo 14
(Dr. Samuel Hahnemann)

Ésta es la filosofía básica que debe aplicarse para desórdenes endocrinos con la esencia del parágrafo 18 en la que se señala que la totalidad sintomática es la única indicación para la selección del simillimum.

EL HORIZONTE HOMEOPÁTICO

La aproximación y la metodología homeopáticas son muy diferentes de la alopatía. Un homeópata debería no sentirse inferior en cuanto al conocimiento fisiológico o patológico de la alopatía, y la razón es muy clara. La homeopatía es una ciencia de la fuerza vital y su manifestación en diferentes síntomas. Es una ciencia de leer, evaluar y sintetizar síntomas para una cura perfecta que debe ser rápida, suave y permanente. El nombre de la enfermedad no es de gran importancia como el modelo patológico de la sintomatología.

La homeopatía se enfrenta a la persona enferma el estado psíquico, emocional y posteriormente físico. La aproximación de la homeopatía es psicosomática. Un síntoma que es objetivo y general no es importante, lo importante es el síntoma subjetivo. El dinamismo que manifiesta su existencia en diferentes cuerpos humanos en diferente estilo no puede mostrar las características peculiares de la misma manera y definición en dos o más cuerpos en la misma enfermedad. Las enfermedades resultan del desorden de las principalidades vitales y el desorden del principio vital es identificado de la manera más científica y sofisticada mediante el concepto de la "totalidad sintomática".

Sabemos que la homeopatía trata al paciente y no a la enfermedad, éste es el concepto fundamental del psicosomatismo.

En la filosofía del Dr. Kent – el campeón de la homeopatía clásica – a los "mentales" se les otorga el rango más alto entre los diferentes síntomas. Los síntomas que son subjetivos en naturaleza se expresan en dos planos, el primeros es sobre el plano mental y el segundo es sobre el plano físico. Bajo "mentales" se consideran el dolor, el miedo, la suspicacia, las alucinaciones, los amores, los odios, las penas, las compasiones y factores emocionales semejantes como los síntomas más importantes para llevar a cabo un método homeopático perfecto.

El psicosomatismo es una rama especializada de la medicina clínica en donde los desórdenes físicos son apreciados con la investigación de las perturbaciones emocionales. La mente de la homeopatía o los mentales son la apariencia física de un sujeto. Los desórdenes emocionales juegan un rol muy importante en los desórdenes somáticos. El campo de la endocrinología que es un mecanismo complejo de autorregulación está totalmente en sintonía con esta mente o con estos mentales homeopáticos en donde lo psicosomático puede desempeñar un papel muy grande para la noble causa de la curación.

Lo psicosomático traza la interrelación entre la expresión y el ajustamiento emocional sobre el nivel psicológico y los logros fisiológicos sobre la salud física y la enfermedad.

La mente influencia cada célula en el cuerpo. La vida del metabolismo celular es todavía una gran cuestión de investigación sobre cómo la vida del metabolismo entra en los fluidos celulares. Como las glándulas endocrinas están hechas de diferentes células, de tal forma, en esta conexión cuerpo-mente la relación mente-glándula endocrina es inseparable.

Los estudios psicosomáticos han confirmado que las enfermedades endocrinas son un resultado directo de crisis emocional crónica. La abrasión mental y las peculiaridades mentales causan las enfermedades de origen endocrino. Las siguientes enfermedades pueden ser consideradas al respecto.

1. Hipertiroidismo
2. Bocio
3. Diabetes

4. Problemas sexuales masculinos y femeninos que tienen una base endocrina
5. Obesidad
6. Problemas de embarazo

Se ha encontrado que el estrés emocional, los desequilibrios, los desajustes en niños causan desórdenes endocrinos.

El miedo, la ansiedad, la inestabilidad emocional, la necesidad de auto dependencia, la inhabilidad de expresar su agresión, la lucha contra el miedo, sueños de muerte e intensa ambición causan hipertiroidismo, si son de naturaleza crónica y persistente. De la misma forma, se ha encontrado que la ansiedad, el miedo, la rabia, el resentimiento, la tristeza y los síntomas obsesivos son factores susceptiblemente fértiles para dar lugar a la diabetes mellitus.

Algunas de las crisis emocionales muy intensas que han causado desórdenes endocrinos son las siguientes:

El páncreas es afectado adversamente cuando hay mucho deseo de amor. La falta de dulzura, el poco o nulo interés por la vida actual puede causar diabetes.

Los problemas (desequilibrios endocrinos) de los órganos sexuales de las mujeres y su ciclo son una protesta interna contra toda la feminidad, el sexo y el compañero masculino con el que vive o convive. El sentimiento de culpa o de pecado puede dar lugar a un gran número de problemas. Los problemas del climaterio femenino son una vez más problemas endocrinos, si hay miedo a envejecer estos problemas pueden presentarse antes de su debido tiempo. La esterilidad femenina es también un problema de gónadas, es un rechazo conciente del embarazo y muchas veces un rasgo de deshonestidad.

La esterilidad masculina que es un problema de hormonas sexuales es un miedo a la responsabilidad de criar y educar un niño.

El edema que es una característica del mixedema, es una indicación de aferrarse a algo muy preciado, o un miedo a perder algo querido.

Los ejemplos anteriores son tan solo un fragmento exhaustivo de una inmensa lista pero nos proporcionan pistas importantes acerca de los síntomas subjetivos peculiares de la homeopatía. Algunos desórdenes endocrinos se subrayan aquí por razones psicosomáticas.

En el síndrome de Cushing, la depresión, las tendencias suicidas y las aberraciones emocionales, las agitaciones maniacas, la violencia, la psiconeurosis y tipos sicóticos de conducta se exhiben; una examinación profunda de estos síntomas con medios homeopáticos abrirá un camino para el caso que puede tratarse fácilmente.

En la enfermedad de Grave, el trabajo en exceso, las preocupaciones, las penas, ansiedades y neurosis sexual pueden seguir la enfermedad, de esta manera, un paciente con la condición patológica de la enfermedad concerniente puede curarse, si homeopáticamente se interroga en el plano mental.

La acromegalia tiene irritabilidad, depresión, melancolía e insanía como un cuadro clínico mental. En cualquier desorden de hipertiroidismo, el miedo, la ansiedad, la inquietud la inestabilidad son los síntomas característicos.

En oftalmoplejía exoftálmica hay una frecuente historia de shock o problemas emocionales fuertes. En mixedema el paciente presenta letargias, somnolencia, falta de memoria, discurso lento y el proceso intelectual puede ofrecer algunas pruebas mentales de acuerdo a las investigaciones homeopáticas. La psicosis puede presentarse también junto con alucinaciones en el mixedema. Hay un síntoma clínico de nerviosismo e irritación junto con la confusión mental en los casos de hiperparatiroidismo. El hipoparatiroidismo también muestra los síntomas de la psiconeurosis y la psicosis. La ansiedad, la irritabilidad, la depresión, la memoria e inteligencia débiles, alucinaciones, manía, confusión, paranoia, demencia del plano mental pueden ser un modelo sintomático clínico de tetania.

Los problemas de menstruación enfrentan un gran cambio en la libido junto con depresión, una vez más estamos ante un cuadro en el plano mental. En hipogonadismo, los hombres sienten una caída de la libido y lo mismo sucede con las mujeres. Los síntomas del síndrome climatérico muestran los grandes cambios psicológicos en mujeres así como en varones. La irritabilidad, la depresión asociada con ansiedad y el temor por la salud o por la economía en un futuro, el llanto, la tristeza, la indiferencia y apatía, la inestabilidad vasomotora pueden presentarse en las mujeres durante el climaterio. En el climaterio masculino, los síntomas junto con muchos otros síntomas descritos anteriormente son ansiedad, fatiga, indecisión, memoria débil, insomnio y pérdida del poder de concentración.

En la compleja vida del siglo veintiuno la gente enfrenta diferentes situaciones que producen diferentes ajustes o desajustes de la mente. Un estado crónico de este fenómeno complejo produce neurosis y patrones sicóticos. Estos patrones producen efectos sobre las glándulas endocrinas.

Algunos patrones de neurosis se presentan a continuación:

Un estado crónico de ansiedad produce conflicto interno. Hay siempre un conflicto entre dos deseos. La reacción ansiosa se establece. En esta situación, uno sabe acerca de sus tensiones pero no podemos localizar la fuente de las mismas.

La etapa ansiosa produce un estado de miedo. El estado ansioso perturba la estimulación eléctrica normal del cerebro. Homeopáticamente, el estado de ansiedad es una estimulación del factor miasmático. La ansiedad no es un fenómeno aislado, sino que es una cadena de sucesos que está ahí, que propaga diferentes espectros de disfunciones mentales. Estas disfunciones producen cambios patológicos y fisiológicos y excitan los síntomas fisiológicos. Esto puede ser por ejemplo pulso cardiaco más alto sudoraciones profusas, respiración difícil, mareos, funciones gastrointestinales débiles. El conflicto interno, ha sido encontrado como la fuente principal de este tipo de patrón de reacción ansiosa. La cronicidad de este síndrome afectará totalmente las glándulas endocrinas, y así como se ha dicho anteriormente, un estado de ansiedad crónica, aunque sea un fenómeno simple y tranquilizante para un alópata, es una gran clave para cualquier homeópata.

De la misma manera, otro factor de la relación "mente-cuerpo" es la reacción fóbica, es decir, los miedos a algunas cosas o a algunos lugares. Este miedo es un escape de alguna situación que una persona quiere evitar. Éste es un conflicto interno también. Las reacciones fóbicas una vez más producen estados ansiosos. La persona en dicha situación mostrará los síntomas de odios y aversiones. Las experimentaciones homeopáticas y las confirmaciones de estos síntomas ayudarán muchísimo. Una cronicidad de este estado llevará a las glándulas endocrinas a actuar anormalmente.

Reacción obsesivo-compulsiva es una neurosis donde uno sabe que sus actos e ideas son irracionales pero sus síntomas son más perturbadores para él. Esta reacción es una vez más un resultado de conflicto emocional reprimido que conduce a un estado específico de tensión. Ciertos actos aparentemente sin importancia y repetitivos o algunos pensamientos del mismo tipo producen una sintomatología peculiar para la homeopatía.

La reacción depresiva es el factor mente-cuerpo más común de la vida actual. En el estado depresivo dominan la sensación de no valer nada y la sensación de culpa. La persona culpa a sus preocupaciones, sus anticipaciones, las muestras de sus seres queridos por esta situación. El homeópata pregunta acerca de los eventos mentales. Se ha confirmado que la depresión crónica perturba el sistema nervioso y los desequilibrios endocrinos comienzan en este punto. En dicho estado depresivo, el insomnio, el pobre apetito, la libido disminuida, la constipación, pueden ser los síntomas fisiológicos. Sabemos muy bien que los desórdenes endocrinos manifiestan estos síntomas fisiológicos en muchos problemas endocrinos.

En reacciones disociadas uno olvida quién es por un instante. Dos yoes trabajan dentro de un mismo cuerpo al mismo tiempo. Esto es una cronicidad y un estado de ansiedad muy alto en el cual uno está obligado a olvidar la ansiedad. De la misma forma, bajo reacción conversión, uno controla voluntariamente los órganos sensitivos y sus funciones. La ceguera, la sordera, el entumecimiento y la parálisis toman lugar sin ningún daño orgánico. En filosofía homeopática encontramos un gran número de síntomas en los que ese tipo de situaciones presentan los síntomas peculiares, extraordinarios. La continuidad de estos síntomas acompaña a las glándulas endocrinas con algún tipo de presión negativa. El alivio de estos síntomas libera la fuerza vital y entonces, las glándulas se liberan del efecto negativo.

El estrés emocional afecta obviamente al metabolismo celular, los patrones neuróticos referidos hace un momento afectan el metabolismo celular, si persisten por un largo periodo. La perturbación psicosomática sólo afecta los órganos bajo el control del sistema nervioso involuntario. Estos incluyen las glándulas endocrinas. La sintomatología psíquica puede jugar un papel importante. No quiere decir que los otros factores no tengan valor en los desórdenes endocrinos pero si pensamos sobre la materia desde la perspectiva homeopática, no podremos hacer de lado cualquier palabra que tenga que ver con los mentales o la mente homeopática.

Bajo la influencia del patrón sicótico, el modelo esquizofrénico, la psicosis maniaco-depresiva, o la paranoia también tienen sus razones de ser en desórdenes endocrinos. En la esquizofrenia, la mente del paciente entra en un mundo de sus propias fantasías. Podemos encontrar una larga lista de mentales en cualquier buen repertorio homeopático que revelará este patrón. Un estado crónico de este estado puede cambiar el flujo de vitalidad afectando el sistema nervioso. La paranoia malinterpreta las realidades. Sus impresiones propias guían el curso de este modelo. Los errores para lograr el éxito pueden darle muchas excusas, o hacerle creer que alguien está conspirando en su contra, esto puede producir aquella sintomatología que se ajusta perfectamente a la filosofía homeopática. Las personalidades maniaco-depresivas muestran los extremos de humor y cambian de una emoción a otra. El pensamiento retardado, la culpa y la dejación son síntomas clásicos de la afección maniaco-depresiva. La melancolía involuntaria es vista en sujetos donde uno no puede ajustar y absorber los cambios físicos y mentales. El periodo climatérico de hombres y mujeres es una función de la actividad endocrina; los síntomas mentales de esta situación son muy importantes para tratar el mecanismo del sistema endocrino recíproco.

Aquí no está fuera de lugar echar un vistazo al fenómeno del estrés. El estrés altera el ritmo del cuerpo en el plano tanto físico como mental. Bajo el estrés antes que nada se activa el hipotálamo, que a su vez afecta a la glándula pituitaria, la pituitaria se agranda debido a la secreción incrementada de la hormona adrenocorticotrópica; luego el trabajo de la glándula adrenal (promoción del mecanismo de defensa inicial, prevención de la deshidratación, detenimiento de las inflamaciones) se termina, se activa el timo en cuanto a la producción de azúcar por requerimiento de energía inmediata. Éste es tan sólo un resumen del trabajo de la glándula endocrina y la primera etapa, cuando el estrés se establece. Ahora, si todas las funciones mencionadas van bien la etapa de resistencia se alcanza en donde el cuerpo se adapta, pero si el estrés continúa por un buen tiempo, las glándulas endocrinas se fatigan y puede presentarse la muerte. El estrés, al cual nos referimos en este espacio, puede ser tanto físico como mental. Ya que el estrés es el elemento más común, afecta un sinnúmero de funciones endocrinas ya sean de forma hipersecretora o hiposecretora.

El estrés incrementa la sobre-producción de anit-insulina causando hipoglucemia y aumenta la A.C.T.H. que afecta al páncreas. El estrés también afecta la glándula tiroides y la estimulación excesiva produce hipertiroidismo. El estrés y la adrenalina están directamente ligados uno con otro. La glándula suprarrenal produce adrenalina, pero la producción excesiva de adrenalina debido a un estrés crónico puede generar enfermedades degenerativas.

LA APROXIMACIÓN HOMEOPÁTICA

Un estudio profundo de las actividades con referencia especial en la endocrinología revelará que el rol del hipotálamo se vuelve muy importante. El hipotálamo está localizado en la base del cerebro, inmediatamente arriba de la glándula pituitaria. El hipotálamo es considerado como una parte del sistema nervioso y del sistema endocrino. Algunos nervios lo conectan con la pituitaria, el sistema endocrino, así, en esta secuencia el sistema nervioso tiene una influencia muy definida sobre la glándula pituitaria. La glándula pituitaria tiene de esta forma, una influencia muy definida sobre otras glándulas endocrinas.

La ciencia de la homeopatía está directamente ligada al sistema nervioso y a la mente. La homeopatía no se ha limitado al sistema nervioso o a la mente, sino que ha ido más lejos y ha llegado a la fuerza vital que se manifiesta en sus diferentes lenguajes en el diferente sistema del cuerpo humano de acuerdo a la constitución del cuerpo. Samuel Hahnemann escribe: "...la energía que anima al cuerpo material gobierna con poder irrestricto y subordina todas las partes del organismo a un funcionamiento admirable, armónico, vital, en cuanto concierne a las sensaciones y a las funciones, de modo que nuestra mente intrínseca y dotada de razón puede emplear a ese instrumento viviente y sanativo, sin restricción alguna, en los propósitos más elevados de nuestra existencia." (Parágrafo 9)

Estas palabras indican claramente que el cuerpo está controlado por la mente y que la mente es un receptor de los signos de la fuerza vital. La fuerza vital dirige la mente a experimentar diferentes sensaciones y estas sensaciones dan lugar a diferentes funciones. Como el sistema endocrino mantiene el ambiente interno armoniosamente sobre el nivel fisiológico y psico-fisiológico, esto se vuelve posible debido al efecto y la influencia de la fuerza vital. La fuerza vital mantiene las sensaciones y las funciones de todo el cuerpo humano. Para la ciencia moderna la fuerza vital es equiparada con la inmunidad pero en realidad, el sistema inmune es sólo un atributo de la fuerza vital; en realidad, la fuerza vital es mucho más que cualquier mecanismo de defensa. En el parágrafo 10 del Organon leemos: " El organismo material, desprovisto de la fuerza vital, es incapaz de sentir, de funcionar, de defenderse, le son posibles todas sus sensaciones y ejecuta todas las funciones de la vida únicamente por obra de algo viviente, inmaterial (el principio vital) que anima al organismo material tanto en la salud como en la enfermedad." Es la fuerza vital la que mantiene al sistema. Si la fuerza vital es bastante fuerte, ningún defecto se podrá detectar en el sistema nervioso o en el endocrino.

La primera función de la mente es la conciencia. La conciencia significa la precaución del individuo con respecto a sí mismo y a lo que lo rodea. Esta conciencia puede estar actuando en tres áreas:

1. el nivel totalmente consciente

2. el nivel del subconsciente

3. el nivel del inconsciente

Los homeópatas preguntan a sus pacientes sobre los sueños, quizás ésta sea la clave que a través de los sueños desean descubrir los canales obstruidos de la fuerza vital.

El segundo atributo importante de la mente es la percepción y la sensación. Las acciones reflejas y los estímulos son muy importantes aquí. Cualquier sintomatología como "dolor durante el trueno", "mejoría en la orilla del mar", "fobias particulares", etc. se presentan bajo la categoría de modalidades.

El tercer atributo es el poder de conocer, de comprender y de razonar. Las recepciones sensitivas y experimentales y finalmente analíticas y sintéticas juegan un papel preponderante aquí, en esta área.

La acción de trabajo de la mente tiene un plan de trabajo definido. La sintomatología homeopática y su manifestación es un análisis detallado de todo lo que se ha explicado con anterioridad.

Los siguientes mecanismos de la mente valen la pena ser mencionados:

1. Proyectar las ideas y las imágenes de sí mismo a otros.
2. Interpretar las ideas e imágenes de otros para sí.
3. Compensación.
4. Racionalización.
5. Desplazamiento.
6. Formación de la reacción.

A través del mecanismo mental que acabamos de mencionar, vemos cómo trabaja la mente para controlar y coordinar la situación. La sintomatología homeopática es un tipo de fenómeno psico-fisiológico. La cognición, expresión, experiencia y excitación son cuatro aspectos en los que las emociones trabajan.

La sintomatología como llanto, gritos, miedo, desmayo, palpitación, cólera y síntomas parecidos señalan que la fuerza vital juega a través de la mente. Los psicólogos han categorizado este patrón en expresiones emocionales generales, pero la homeopatía las ha estudiado de una manera más amplia subrayando la respuesta específica de la fuerza vital. Se ha encontrado como cierto que las emociones y las razones psíquicas influencian la entidad somática. Como el objetivo principal de este trabajo es la endocrinología los detalles no serán estudiados, pero síntomas como aumento o disminución de la presión arterial y el pulso cardiaco, las actividades de la vejiga y del recto, los cambios respiratorios, las anormalidades cardiacas se presentan para establecer el psicosomatismo. Las secreciones glandulares pueden aumentar o disminuir este tipo de situaciones psíquicas. La cronicidad de cualquier situación particular puede producir cualquier desorden endocrino y otros síndromes asociados. De tal forma, el metabolismo celular afectado presenta el cambio drástico y dramático en el sistema endocrino como un todo.

Aunque todas las enfermedades no siempre tienen razones psíquicas, casi todas ellas tienen una semilla escondida de anormalidad de la "mente" en su estado embrionario. Las ondas de energía que se irradian por un buen tiempo a partir de la fuerza vital o las reacciones peculiares de la fuerza vital traen el cambio funcional estructural en el metabolismo celular. Cuando el último se debilita, las enfermedades endocrinas se establecen.

Esto es una vez más surtido con la información que el sistema nervioso, que toma parte importante en las enfermedades endocrinológicas, controla, además de integrar las diferentes funciones somáticas. A la luz de la filosofía de la fuerza vital y la "mente" la recepción de la información sensorial y motora puede regular o iniciar o controlar el metabolismo básico de las células endocrinas. El hipotálamo que es el responsable principalmente de las perturbaciones emocionales y de la regulación y control endocrinos está localizado en la base del cerebro.

El hipotálamo que es una parte de ambos sistemas, el nervioso y el endocrino tiene un efecto más profundo en el ajustamiento homeopático. El hipotálamo controla la adenohipófisis (la glándula pituitaria anterior). La neurona del hipotálamo sintetiza la hormona péptida que altera las características de la glándula pituitaria. Las hormonas péptidas como la oxitocina o la vasopresina se manufacturan en el núcleo del hipotálamo y entonces son transportadas a la neurohipófisis (la glándula pituitaria posterior). La hormona adrenocorticotrópica de la adenohipófisis está bajo el control del hipotálamo. La interdependencia del hipotálamo con la hipófisis afecta la glándula adrenal que en relación recíproca afecta la liberación adrenocorticotrópica de la adenohipófisis. La A.C.T.H. y las secreciones gonadotropinas influencian las conexiones hipotálamo-hipófisis. De tal forma, existe un claro eje de interdependencia entre el hipotálamo, la hipófisis y las adrenales, es decir el eje hipotálamo-hipófisis-adrenal existe para la homeostasis funcional.

De la misma forma, el eje hipotálamo-hipófisis-tiroides existe, esto es, el hipotálamo que regula la tirotropina la libera de la adenohipófisis, la hipersecreción disminuye el nivel de tiroxina que causa bocio. La hormona liberadora de tirotropina estimula la T.S.H. La tirotropina es liberada por el hipotálamo y del hipotálamo actúan sobre la adenohipófisis para liberar la T.S.H.

La interrelación hipotálamo-hipófisis-gónadas muestra que estos órganos actúan enérgicamente. El hipotálamo controla las hormonas gonadotropinas, tirotrópicas, adrenotrópicas, lactogénicas y las hormonas del crecimiento de la glándula pituitaria anterior. La secreción de la adenohipófisis de las hormonas gonadotropinas está directamente relacionada con el hipotálamo.

Las actividades del hipotálamo también están conectadas directamente con la hormona del crecimiento y la glándula pituitaria, el factor liberador trabaja en el hipotálamo para la liberación de la glándula del crecimiento. Por lo tanto, un eje hipotálamo-hipófisis-secreción de la hormona del crecimiento trabaja muy bien. El trabajo del hipotálamo-control de la hipófisis de la secreción de prolactina también ha sido observado.

Por consecuencia, vemos que el hipotálamo controla diferentes glándulas endocrinas. La pituitaria, las adrenales, las glándulas tiroides están sumamente conectadas con el hipotálamo. Como la glándula maestra – la glándula pituitaria (hipófisis) afecta las otras glándulas endocrinas, de tal forma que el hipotálamo tiene una influencia directa sobre todo el sistema endocrino del cuerpo humano.

Así, el hipotálamo, que se vuelve parte del sistema nervioso como del endocrino, controla las actividades glandulares y así, tiene una influencia sobre las otras glándulas endocrinas.

Controla el sistema nervioso simpático y parasimpático, el hambre, la alimentación, la sed, la temperatura corporal, el sueño, la regulación cardiovascular, la secreción del ácido gástrico. Junto con todas estas funciones, el papel del hipotálamo es indudablemente marcado en las respuestas emocionales. Como se ha escrito anteriormente el hipotálamo controla las actividades del lóbulo anterior y posterior de la pituitaria así como las hormonas de la pituitaria posterior; la A.D.H. y la oxitoxina se producen en el hipotálamo, de tal forma que las secreciones del lóbulo anterior de la pituitaria son directamente controladas por el hipotálamo.

Se ha descrito anteriormente que el hipotálamo controla el sistema nervioso autónomo, el sistema nervioso simpático y parasimpático, algunas hormonas epinefrinas y norepinefrinas también controlan los mismos. Como el sistema endocrino es interdependiente y el hipotálamo tiene una gran influencia sobre la glándula maestra y la glándula maestra influencia las otras glándulas endocrinas, así que las otras glándulas endocrinas también afectan la pituitaria con sus propias secreciones. Por consiguiente, el punto más importante es que la "mente" que es el principio innovador del comportamiento del metabolismo celular, influencia su regulación y control a través del hipotálamo y de otras glándulas endocrinas, el hipotálamo integra la función del sistema nervioso y del sistema endocrino, así puede ser muy claro que la actividad cerebral, A.N.S. y la producción de hormonas es una actividad funcional compleja interrelacionada con el hipotálamo bajo el control de la "mente". La fuerza vital, luego la mente, luego las funciones fisiológicas del hipotálamo, el sistema nervioso y las glándulas endocrinas es un fenómeno interconectado. Las hormonas endocrinas que son secretadas en esta explicación a la luz de la homeopatía, están una vez más directamente ligadas funcionalmente e interrelacionadas con la fuerza vital. El porqué cierta hormona es más activa no puede explicarse en un fenómeno fisiológico. Es un mecanismo complejo en el que la fuerza vital y la mente se encuentran en posición ápex. Esta es la razón por la que los homeópatas toman los mentales o la sintomatología semejante como el contenido más importante. El Dr. Hahnemann ofrece una lista de los síntomas peculiares, poco comunes y característicos en el parágrafo 153. El Dr. Boenninghausen ofrece Quis, Quid, Ubi, Quibus, Auxilis, Cur, Quomods,

Quando. El Dr. Hering ofrece síntomas mentales o generales con modalidad y los particulares, el Dr. Farringon los síntomas mentales y el Dr. Kent los síntomas mentales, peculiares y poco comunes; todos estos síntomas y la técnica de anotarlos es para la verdadera búsqueda de la vitalidad en las sensaciones fisiológicas y el sistema nervioso.

La fuerza vital se manifiesta a través de la "mente", es decir por medio de los "mentales". Muy cerca de lo mental está el sistema nervioso así como el sistema endocrinológico. Como en la homeopatía la ley de la Curación de Hering del centro a la periferia y del órgano más importante al menos importante son dos puntos esenciales de la homeopatía. De esta forma, la mente y el sistema nervioso caen en un plano de mucha importancia, y comparativo a éste el sistema endocrino. El viaje y el impacto de los mentales corren y caen, se mueven hacia el sistema endocrino primero y luego hacia otros sistemas.

Los desórdenes endocrinos son los desórdenes del plano psíquico sutil que se manifiestan en glándulas endocrinas y su secreción.

Teniendo esta discusión en nuestra mente, hemos discutido la cuenta sistémica de las hormonas y su comportamiento interactivo. Como el tema de la endocrinología no es tan sencillo, más de alguna persona podrá sentir que el patrón de interacción de las hormonas es complejo, pero una vez más debemos decir que todo el modelo de acción es una jugada de los mentales, de la mente y de la fuerza vital en la que manifiestan sus perturbaciones sobre el plano de las glándulas y hormonas endocrinológicas. El tema de la endocrinología tiene una aproximación diferente desde el punto de vista del sistema alopático moderno en comparación con la homeopatía. La homeopatía tiene una filosofía diferente y un acercamiento diferente hacia cualquier enfermedad (si es que existe); asimismo, tiene una aproximación muy peculiar a los desórdenes endocrinos que nunca debería compararse con el método alopático moderno. Esta aproximación debería ser el área de interés de la endocrinología en homeopatía.

NEUROENDOCRINOLOGÍA Y HOMEOPATÍA

El tema de la neuroendocrinología tiene su fuerte existencia desde los años cincuenta del siglo veinte. El tema lidia con el modelo interaccional del sistema nervioso y el sistema endocrino. El sistema nervioso lleva a cabo la recepción y la liberación de diferente información sensomotora. El sistema nervioso estimula, inhibe y cataliza las diferentes señales y actividades fisiológicas para mantener la armonía interna del cuerpo completamente.

El sistema endocrino después de haber sido afectado por el sistema nervioso, afecta el sistema metabólico. Las secreciones químicas en las terminales nerviosas son conocidas como neurosecreciones. Estas neurosecreciones afectan a las glándulas endocrinas de una manera muy complicada. La sustancia química norepinefrina y acetilcolina son secretadas en las terminales nerviosas en las glándulas endocrinas también pero su cantidad de secreción no es controlada por las glándulas endocrinas mismas. Las células neurosecretoras del hipotálamo juegan un importante papel en la producción de estos factores que son instrumentales para las diferentes secreciones hormonales y las glándulas endocrinas.

Las células secretoras del hipotálamo liberan el factor de escape de la corticotropina, de la tirotropina, y de la hormona del crecimiento, así como de la F.S.H. y de la L.H. Estos factores liberados son responsables de la liberación de las hormonas A.C.T.H., T.S.H., S.T.H., F.E.H. y L.H. de la glándula pituitaria.

La célula neurosecretora del hipotálamo controla la glándula pituitaria en su totalidad. El hipotálamo medio a través de este mecanismo la homeostasis entre la hormona ovárica u hormonas adrenocorticales por un lado y las F.S.H, L.H. y la hormona adrenocorticotrópica, por otro lado. La secreción de la T.S.H., la tiroxina es una vez más manejada al nivel de tejido de la pituitaria que está bajo control de los químicos neurosecretores del hipotálamo. Las A.C.T.H., L.H. y la hormona estimulante tirotrópica son controladas nuevamente por ellas mismas al área del hipotálamo. La interacción y el mecanismo de interconexión de las fibras, hipotálamo-adenohipófisis aferente constituye la infraestructura básica del nivel del hipotálamo para controlar el mecanismo de retroalimentación de las diferentes hormonas glandulares endocrinas.

No entramos en el detalle de las actividades fisiológicas y la química de los nervios organizados para todo este fenómeno, pero en general podemos decir que los factores del hipotálamo sintetizan, catalizan y mantienen las hormonas de las diferentes glándulas endocrinas.

A la homeopatía no le conciernen ampliamente los detalles minúsculos únicamente de las actividades fisioquímicas objetivas, la ciencia de la homeopatía habla acerca de la fenomenología bio-fisioquímica de todo el hombre. Aquí la palabra "bio" no debe limitarse sólo a la entidad biológica, pues en realidad la palabra "bio" en homeopatía incorpora la fuerza vital invisible más inteligente y eterna que habla a través del lenguaje fisiológico de las diferentes células del cuerpo humano. Estas células sintetizan el lenguaje de la fuerza vital en forma de glándulas endocrinas, hipotálamo y sistema nervioso. Las células neurosecretoras transmiten sólo ese lenguaje en forma de

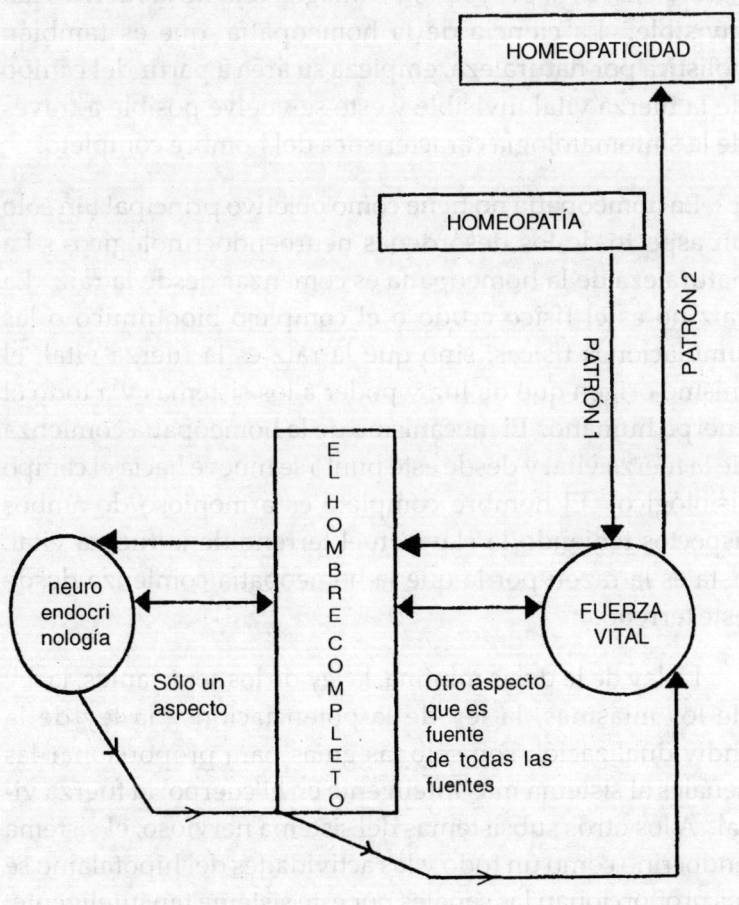

diferentes sustancias hipofisiotrópicas. El factor liberador y la hormona secretada es la continuación de la voz divina que fluye de la fuerza vital. Cuando esta voz original es contaminada con los miasmas de la homeopatía, el sistema endocrino resultante y el mecanismo neuroendocrino de todo el cuerpo se perturba.

La ciencia de la neuroendocrinología, que es holística por naturaleza, es la proyección o imagen real de la fuerza vital invisible. La ciencia de la homeopatía, que es también holística por naturaleza, empieza su área a partir del campo de la fuerza vital invisible y esto se vuelve posible a través de la sintomatología característica del hombre completo.

La homeopatía no tiene como objetivo principal tan solo un aspecto de los desórdenes neuroendocrinológicos. La naturaleza de la homeopatía es comenzar desde la raíz. La raíz no es el físico crudo o el complejo bioquímico o las simulaciones físicas, sino que la raíz es la fuerza vital, el mismo origen que da luz y poder a los sistemas y a todo el cuerpo humano. El mecanismo de la homeopatía comienza de la fuerza vital y desde este punto se mueve hacia el campo fisiológico. El hombre completo es armonioso de ambos aspectos teniendo la clave en el terreno de la fuerza vital. Esta es la razón por la que la homeopatía comienza desde este terreno.

La ley de la dosis mínima, la ley de los semejantes, la ley de los miasmas, la ley de la potenciación y la ley de la individualización son sólo las guías para proporcionar las señales al sistema más inteligente en el cuerpo: la fuerza vital. A los otros subsistemas del sistema nervioso, el sistema endocrino como un todo y las actividades del hipotálamo se les proporcionan las señales por este sistema tan inteligente. Los reflejos sensoriales, los reflejos motores, las experiencias psíquicas transmiten una aproximación fácil hacia este sistema invisible tan inteligente. Este acceso es tomado a través de un estudio científico de síntomas.

La homeopatía tiene su control y tratamiento de los desórdenes neuroendocrinológicos a través de la fuerza vital. Esta aproximación debe denominarse como aproximación patrón –1 para el fácil acceso hacia los desórdenes endocrinos. Si alguien comienza en dirección contraria, debe probar la homeopaticidad al final, por el medicamento homeopático, entonces sólo estará desviando afuera o adentro, los síntomas y la supresión, y si esto se realiza a nivel neuroendocrino, ciertamente será más complicado. La fuerza vital perturbada y la perturbación inducida por la droga causarán estragos en el nivel endocrino, que será muy peligroso a nivel glandular. La aproximación de dirección puede clasificarse como patrón – 2 para el nivel neuroendocrino.

Para las disfunciones endocrinas, estas dos aproximaciones han sido explicadas posteriormente en este trabajo.

LA ESTRUCTURA BÁSICA PARA TRATAR LOS DESÓRDENES ENDOCRINOS

La endocrinología y sus desórdenes no son la excepción para los principios bien enraizados de la homeopatía. La estructura básica para tratar los desórdenes endocrinos no puede cambiarse nunca, pero una aproximación especial de la homeopatía debe aplicarse para lo mismo.

1. El principio vital manifiesta sensaciones y funciones anormales bajo influencias dañinas. Es por eso que las enfermedades endocrinas no deben tratarse como

enfermedades particulares sino que debe asumirse bajo los factores de los "generales". El factor local no es de tanta importancia como el factor de la manifestación general porque el patrón generalizado muestra todo el patrón de la fuerza vital perturbada.

2. Los síntomas que se muestran por la fuerza vital indican que habría cambios patológicos, que pueden perturbar el ritmo completo del cuerpo, si no son tratados adecuadamente. Los síntomas son cronológicamente prioritarios para los cambios estructurales – funcionales y si no se tratan, puede tomar lugar un deterioro mayor.

3. No debemos olvidar nunca la importancia de la ley de curación de Hering. De adentro hacia afuera, de arriba hacia abajo y los síntomas que aparecen primero, desaparecerán hasta el último, son tres puntos que se vuelven una confirmación para una cura adecuada.

   Bajo la categoría "de adentro hacia afuera" los desórdenes endocrinos caen primeramente, los corolarios restantes son una marca de que los desórdenes endocrinos son tratados adecuadamente. La palabra "adentro" constituye la fuerza vital – el comandante supremo, la "mente" – el legislador principal, y la palabra "afuera" constituye las sensaciones diversas y los órganos fisiológicos – los oficiales ejecutivos principales que trabajan a las órdenes del comandante supremo. Los desórdenes endocrinos deberían ser tratados siempre de dentro hacia fuera. El hipotálamo y las glándulas endocrinas están en la categoría de "adentro" y las manifestaciones físicas están en la categoría de "afuera".

4. En la secuencia anterior el siguiente punto es seleccionar el remedio basándose completamente en los síntomas mentales o en la totalidad sintomática.

5. Los desórdenes endocrinos constituyen un gran desafío para la ciencia moderna porque la "Ley de los Semejantes" sólo puede aplicarse bien, si la individualización se ha realizado adecuada y correctamente. El término "individualización" cubre la totalidad sintomática que se convierte en el patrón específico de la entidad humana particular.

6. El concepto de "dosis mínima" es importante para la homeopatía pero tiene mucha mayor importancia en los desórdenes endocrinos. La razón es que las señales sutiles de la droga en pequeña cantidad proporcionan a la fuerza vital una gran sacudida para deshacerse de las influencias negativas y por consecuencia, la mente se libera de los efectos mórbidos y de esta forma, la retroalimentación positiva y las señales sistémicas van al sistema endocrino. Las pequeñas dosis producen las acciones primarias mínimas pero las acciones secundarias son prominentes. La ultra sensibilidad de la entidad humana reacciona de una manera muy sofisticada. En caso de desórdenes endocrinos esta ultra sensibilidad ofrece un fenómeno correctivo de acciones secundarias sobre las glándulas endocrinas. esta ultra sensibilidad en su teoría de acción de rebote no sólo corrige los mentales, sino que también corrige las manifestaciones físicas y patológicas.

7. No quiere decir que las afecciones somáticas y los síntomas somáticos no sean importantes, de hecho estos síntomas somáticos son la proyección de las señales continuas de la mente. Cuando la esfera mental es corregida, las manifestaciones somáticas se alivian automáticamente. En casos terminales y severos la terapia de la paliación homeopática es también utilizada

cuando remedios específicos suelen utilizarse para tratar y paliar los síntomas instantáneamente.

Prescribiendo sobre la base de los síntomas

1. En los desordenes endocrinos la aproximación Hahnemanniana se divide en dos partes.

   (a) El valor numérico de la totalidad de los síntomas.

   (b) La totalidad cuantitativa de los síntomas es la única cosa que debe tomarse en cuenta para una mejor prescripción. El primer apartado no fue seguido por Hahnemann.

2. La totalidad sintomática y la prescripción del Dr. Von Boenninghausen se basa en los siguientes factores:

   (a) La apariencia general del paciente.

   (b) La sensación peculiar.

   (c) La localización de la enfermedad.

   (d) La causa de la enfermedad.

   (e) La modalidad del tiempo.

   (f) La modalidad de las circunstancias.

   (g) Los síntomas concomitantes.

3. La totalidad sintomática y la prescripción del Dr. Kent está basada en los siguientes factores:

   (a) Síntomas mentales generales del paciente.

   (b) Modalidades generales.

   (c) Físicos generales.

En las técnicas de prescripción anteriores la individualidad se busca siempre.

La técnica del Dr. Von Boenninghausen es dependiente principalmente de los mentales, las modalidades y los particulares.

La técnica del Dr. Kent depende principalmente de la gran importancia que se le otorga a los síntomas mentales (peculiares, raros y fuertes). Las otras generalizaciones limitadas, son diferenciaciones finas y modalidades que enfatiza Kent.

Mientras tratamos una enfermedad endocrina no deberíamos nunca perder de vista a los mentales, como Kent ha enfatizado y la razón es clara. La importancia somática toma su lugar pero es siempre sobre el segundo escalón.

Los generales se relacionan con la mente y con la fuerza vital. Los mentales son muy importantes porque son la proyección directa de la fuerza vital que siempre acude a la mente para pedir ayuda de distinta manera.

Las modalidades son, una vez más, las sensaciones más cercanas de la mente. Estas sensaciones son más importantes que cualquier otra localización.

Los síntomas peculiares y poco comunes – pueden ser psíquicos o somáticos, juegan un papel muy importante porque las manifestaciones peculiares están muy cerca de la mente.

Como las enfermedades endocrinas se originan de la hiper o hipo función de las glándulas endocrinas, por consiguiente, la causa más prominente de esta anormalidad, una vez más, descana en el terreno de los mentales. De la misma manera, el estilo de toma de caso de los desórdenes endocrinos sigue el método kentiano en el que a los mentales se les otorga gran prioridad. El método regional o patológico puede ser sumamente útil pero la cura completa sólo es posible cuando el caso endocrino ha sido tomado de manera completamente homeopática.

Como las enfermedades endocrinas están relacionadas sutilmente al hipotálamo, al sistema nervioso y a la mente. Debemos, de tal forma, seguir una aproximación que manifieste la sintomatología psicosomática.

Debemos siempre mantener en mente que en endocrinología:

1. Los mentales son más importantes que los físicos. Al síntoma mental comprobado se le da el lugar más importante de todos los síntomas.

2. La localización no es de gran importancia como lo es la sensación, pero

3. Las modalidades son más importantes que las sensaciones.

4. Los generales son más importantes que los particulares.

5. Un síntoma característico, un síntoma extraordinario, poco común o un síntoma alternante es muy importante.

Concluyendo debemos recordar que:

Los síntomas mentales, las modalidades, los síntomas característicos y los generales tienen mucha mayor importancia que los físicos, u otros particulares o patológicos.

La naturaleza hiper o hipo secretora de las glándulas endocrinas produce los famosos desórdenes endocrinos. Fisiológicamente, la etiología de los diferentes desórdenes endocrinos ha estado muchas veces en la oscuridad. La causa es sólo la mente que como homeópatas tomamos muy en cuenta y siempre mantenemos en primer lugar para cualquier caso. El psicosomatismo y la relación del patrón emocional de los desórdenes endocrinos nos ofrecen una gran pista para descubrir la mente.

Es sólo la mente la que trabaja a través de las diferentes glándulas endocrinas y produce diferentes generalidades, modalidades, sensaciones y características. El lenguaje de la fuerza vital es liberado por la mente mediante sus diferentes instrumentos. Los estudios profundos psicosomáticos y la prescripción de acuerdo a la filosofía homeopática es el camino correcto para enfrentarnos con cualquier enfermedad endocrina. Debemos siempre tener en mente que la patología está siempre precedida de un patrón psíquico para una cura completa. Sin la teoría de los miasmas la metodología homeopática nunca podría estar completa, así pues en el próximo capítulo estaremos analizando esto para un mejor entendimiento. ∎

CAPÍTULO 5

VERDAD MIASMÁTICA Y ENDOCRINOLOGÍA

Regla principal para la curación homeopática en desórdenes endocrinos:

1. Similia Similibus Curentur.
2. Acción y reacción son iguales.
3. Mientras más semejante sea la droga menor será la cantidad a administrar.
4. Siempre una dosis infinitesimal.
5. La calidad de la droga está inversamente relacionada con la cantidad.
6. Nunca repita si la mejoría está presente
7. Individualizar el caso
8. Moverse por la totalidad sintomática y no por el nombre de la enfermedad
9. Que nunca falte el factor miasmático
10. Los mentales son el punto más importante para seleccionar el remedio adecuadamente.

FACTOR MIASMÁTICO

La endocrinología no puede hacer nada sin tener una percepción profunda de los rasgos miasmáticos. La endocrinología, desde el punto de vista homeopático, depende totalmente del estatus miasmático del paciente. La palabra "miasma" es una palabra griega que significa excreción contagiosa del cuerpo humano. Algunas veces también se define como noxious effluvia. Samuel Hahnemann, mientras estudiaba las enfermedades crónicas descubrió el concepto de miasma.

De acuerdo a Hahnemann, una diátesis invisible que se orienta hacia un síndrome de síntomas peculiares señala el miasma. El miasma es una especie de rasgo o característica invisible que yace en el estado de manera pasiva y cuando es provocado, los síntomas peculiares de la fertilidad miasmática salen a flote. Cuando las características miasmáticas se apoderan de la fuerza vital debido a una sobre-estimulación, se manifiestan los defectos estructurales y funcionales del sistema humano en diferentes patrones sintomáticos.

La fuerza vital que trabaja a través de todo el cuerpo humano, se enfrenta a una obstrucción que está fuera de sí, la influencia miasmática. La fuerza vital es una parte invisible, de hecho, es una parte invisible del sistema retículo-endotelial y del sistema psico-neuroendocrino. Estas partes forman el sistema inmune del cuerpo. Aunque el concepto de fuerza vital es más amplio, el sistema endocrino forma la fuerza vital y a su vez manifiesta la fuerza vital mediante su trabajo.

El sistema psico-neuroendocrino del cuerpo consiste en los síntomas mentales (psíquicos y emocionales) y físicos (trabajo fisiológico y glandular). El hipotálamo, todo el sistema nervioso y el sistema endocrino son todos los componentes del sistema psico-neuroendocrino. Este sistema es totalmente dependiente del miasma psórico, el miasma original. El miasma psórico representa lo más antiguo y ha sido transmitido por medio de generaciones a los seres humanos. Es un creador de desorden funcional. Cualquier cambio estructural puede ocurrir cuando otros miasmas intervienen en lugar de la psora. El desorden funcional de la glándula endocrina se relaciona notablemente con los rasgos psóricos. No hay duda que otros miasmas trabajan en un caso de desorden endocrino pero previamente las manifestaciones psóricas se observan. Después del miasma psórico, el miasma sifilítico o sicósico pueden mostrar sus características. Estos miasmas pueden estar en un estado pasivo. Las causas fértiles pueden despertarlos. El miasma de la sicosis muestra sobre-crecimiento, el sifilítico muestra destrucción. Las características peculiares de los miasmas es susceptibilidad heredada para la perturbación de la fuerza vital. Los miasmas producen cambios celulares degenerativos. Si esta discrasia miasmática no se cubre, comienza, entonces a trabajar. Los medicamentos antimiasmáticos no sólo cubren estos miasmas, sino que los erradican.

Antes de Hahnemann sólo se había identificado un miasma, éste era el miasma sifilítico, pero Hahnemann añadió dos miasmas más, y no sólo esto sino que también opinó que entre los tres miasmas: psórico, sifilítico y sicósico, el primero era el más universal, el más antiguo, el factor principal de toda enfermedad. La psora es psico-espiritual por naturaleza. Es, de hecho, el mal que el hombre provoca en sus pensamientos y en sus acciones. No es el prurito físico sino que se trata del prurito mental que se manifiesta a través de la humanidad en grandes celos, deseos inhumanos y miedo.

No es el prurito mítico o la lepra, se trata de un prurito mental que muestra sus afecciones sobre la superficie del cuerpo en forma de cambios patogénicos. Este decaimiento del estado moral del hombre a un estado psicológicamente acomplejado y obsesivo se transmite de generación en generación y desarrolla diferente sintomatología.

La sífilis y la sicosis que son venéreas en origen se han desarrollado también de la psora. La psora original puede ser sólo en su forma simple o puede combinarse con la sífilis y la sicosis. Puede permanecer activo un miasma en el cuerpo humano o puede permanecer activa una combinación de dos o hasta de los tres miasmas. Algunos miasmas nuevos son el tuberculino, el cancerígeno, el sidoso, pero todos estos nuevos miasmas son una forma pervertida y complicada de la psora original. Éste es el porqué los desórdenes de las glándulas endocrinas son en su mayoría psóricos ya que representan la relación más antigua de las imágenes mentales.

En cada cuerpo humano estos miasmas permanecen en estado dormido, pero tienen un potencial completo de crecer y desarrollarse para dar lugar a circunstancias patógenas. La potencialidad de esta etapa miasmática permanece en equilibrio por la fuerza vital, pero cuando esta última se desvía o se debilita a causa de los patógenos estimulantes, la enfermedad aparece. Esta enfermedad no es más que la fuerza vital desviada y su sintomatología.

Los desórdenes endocrinos son las señales débiles de la fuerza vital que se representan mediante glándulas endocrinas por interactividad miasmática. La psora siempre está presente en el origen. Algunos homeópatas han tratado de acoplar este fenómeno al lenguaje de la medicina moderna. Han hablado de microbios o virus o bacterias como miasmas y han tratado de subrayar las actividades miasmáticas en forma de configuraciones genéticas.

La endocrinología puede obtener importantes beneficios de esta aproximación ya que estos desórdenes comienzan en niveles sutiles. Las secreciones equilibradas de las hormonas se deciden por el trabajo miasmático básico que estimula las actividades endocrinas. Un homeópata no puede hacer nada sin un completo entendimiento de la teoría de los miasmas.

Algunos síntomas claves generalizados de los estados miasmáticos son:—

1. La psora es inteligente, la sífilis es idiota y la psicosis es maliciosa.

2. La psora es hiperactiva, la sífilis es hipo-activa y la sicosis es mal-activa.

3. La psora representa la perturbación funcional (como es el caso de los problemas endocrinos), la sífilis representa la ulceración y la sicosis representa el sobre-crecimiento, las infiltraciones y las deposiciones.

4. La psora mejora por el sueño y las aplicaciones calientes, agrava durante el día desde las 9:00 a.m. hasta la noche; la sífilis mejora por el movimiento y las aplicaciones frías, agrava desde que anochece hasta las 3:00 a.m.; y la sicósis se mejora por el movimiento y agrava desde las 3:00 a.m. hasta las 10 p.m.

5. La psora es seca, la sífilis tiene dolorimiento, pero la sicosis tiene inflamación y destrucción.

6. La psora afecta el sistema nervioso que a su vez afecta el funcionalismo endocrino, la sífilis afecta el cerebro, la garganta y los huesos, y la sicosis afecta los órganos sexuales. Esta afección es muy útil desde el punto de vista de los desórdenes endocrinos.

7. La psora desea lo caliente, la sífilis lo frío y la psora lo frío o lo caliente.

8. La psora representa la carencia del poder de asimilación. Esta es una pista muy importante para los problemas de la glándula paratiroides.

Se ha dicho que las manifestaciones psóricas poco complicadas traen cambios funcionales. Cuando la psora se mezcla con el miasma sicósico o con el sifilítico, las diferentes tendencias se manifiestan. El miasma psórico prominentemente afecta al sistema endocrino y no sólo al sistema endocrino sino también al trabajo del sistema nervioso y del hipotálamo. El pensamiento y las ideas están gobernados por la psora, por consiguiente, los elementos psóricos gobiernan el sistema psico-neuroendocrino exclusivamente.

La información necesaria que se deriva de la endocrinología es la siguiente:

PSORA	SICOSIS	SÍFILIS
"Hipo"	"Hiper"	"Mal"
Cambio funcional	Cambio estructural	Cobre-crecimiento
Carencia	Exceso	Desviación

La sequedad de las manifestaciones del sistema endocrino se observan en el rasgo psórico. Las glándulas hinchadas e induradas son el resultado del miasma pseudo-psórico, es decir el miasma tuberculino. El miasma sicósico tiende a trabajar normal, pero no obtiene éxito al final. El miasma sifilítico produce ulceración y estados celulares alterados. El miasma sifilítico también produce distrofia. La psora produce atrofia.

Hemos visto que todos los desordenes endocrinos son primariamente psóricos. El miasma sicósico cubre los problemas de las gónadas y el páncreas así como los problemas de la pituitaria, hidropesías y esterilidad. El miasma sifilítico produce condiciones escrofulosas. La sicosis gobierna el enanismo y el mixedema. Los desórdenes de naturaleza metabólica de la glándula paratiroides son gobernados por el miasma psórico. Cualquier desorden endocrino puede asociarse con los síntomas característicos de más de uno de los miasmas sobre el origen de la psora. Si es así, entonces administremos antipsóricos dos ocasiones y luego el medicamento antimiasmático en cada etapa en el desorden endocrino cuando se perciba la diferenciación sintomática.

Los desórdenes endocrinos son principalmente desórdenes funcionales, por tanto, el miasma psórico debería estudiarse muy profundamente en las glándulas endocrinas.

Los grandes antipsóricos nunca deberían olvidarse cuando tratamos desórdenes endocrinos. Sulphur es la psora aguda o la psora normal. Psorinum es una psora misteriosa y fea. Iodum, Lyco., Carbo-veg., Secale, Sepia, Hep.sulph., Zincum.met., etc. son los remedios antipsóricos por excelencia. Thuja, Medorrhinum, Natrum sulph., Pyrogenium, Radium, Zarzaparrilla, Variolinum son los antisicósicos por excelencia y los antisifilíticos son Mecurio sol., Aurum met., y Syphilinum. En un desorden endocrino crónico o en donde la disfunción endocrina está muy profunda, los nosodes antimiasmáticos deberían utilizarse siempre. Se abre el camino para una acción más fuerte. Un desequilibrio endocrino no puede corregirse hasta que la base miasmática no se corrija. Es sólo la ciencia de los miasmas la que allana el camino de la curación para los desórdenes endocrinos.

FENOMENOLOGÍA DEL SISTEMA ENDOCRINO CON FACTOR MIASMÁTICO

La endocrinología está íntimamente ligada a los estados miasmáticos. La manifestación de los estados psórico, sicósico y sifilítico de la endocrinología se han mostrado. Una persona bajo mayor influencia psórica revelará la naturaleza "hipo" pero al mismo tiempo, puede mostrar algunas otras manifestaciones también. Puede haber una personalidad mezclada de constituyentes miasmáticos.

Como materia de hecho deberíamos mantener en mente siempre que la energía electro-dinámica de cualquier paciente permanece constante. Si se perturba en una dimensión, muestra diferentes nodos de incrementos en otra dirección.

La ley de conservación de energía aplica a cada entidad humana. La naturaleza hipersecretora de cualquier glándula o la hiperactividad de ciertas hormonas inhibe o estimula algunas otras glándulas endocrinas y sus secreciones. El medicamento homeopático trata de mantener en equilibrio toda la energía de interacción de las glándulas endocrinas. Los desórdenes endocrinos que se originan de algunas funciones miasmáticas estructurales para los desequilibrios miasmáticos en fase regresiva como en fase original son gobernados por los miasmas. La distribución de toda la energía, como la energía electrodinámica se vuelve hiper o hipo. El medicamento miasmático administrado a un paciente en forma semejante rompe la cadena de reacción de una fase.

La constitución miasmática de alguien no debe confundirse con las configuraciones genéticas. Los miasmas son más genéticos, o podemos decir que la mente (el concepto de mente entendido homeopáticamente) es excluida de lo genético. Lo psíquico de la depresión continua, de la ansiedad y del estrés puede causar o instigar el patrón diabético en aquellos casos también en los que no hay posibilidades hereditarias de diabetes mellitus. Lo mismo sucede con otros desórdenes endocrinos en los que no hay posibilidades perceptibles de susceptibilidad hereditaria pero la mente miasmática desarrolla el desorden.

Las señales psíquicas sutiles que crecen en la economía humana desarrollan los otros síntomas pato-fisiológicos. Los desórdenes endocrinos muestran una tendencia de síntomas mentales también. La irritación, la ansiedad, las depresiones nerviosas, las características hipocondríacas, etc., son comunes en casi todas las glándulas endocrinas. El circulo vicioso de estos mentales provoca los físicos. No puede haber ningún desorden endocrino en donde no hay algún síntoma nervioso o mental. Por lo tanto, un verdadero homeópata debería siempre tomar en cuenta la mente miasmática del paciente. Los miasmáticos del estatus mental desarrollan desórdenes pato-fisiológicos endocrinos. Esta es una aproximación psicosomática. Si seguimos la aproximación psicosomática hacia los desórdenes endocrinos, meramente basando nuestro juicio en los físicos miasmáticos, habrá una aproximación medio acertada, provista de mentales que se desarrollarán más en el paciente.

La fuerza vital no puede verse; la mente, que trabaja, es también la proyección de la fuerza vital, que es sutil. El concepto de miasma comienza entre la fuerza vital y el miasma mismo. Se da inicio con el hipotálamo, el cerebro, el sistema nervioso y luego las glándulas endocrinas y luego también otros órganos.

El desorden endocrino, que se manifiesta sobre lo físico, no puede obtener una cura exitosa hasta que el origen de influencia sobre las glándulas endocrinas es influenciado. Cabe destacar que los tres estados miasmáticos básicos son contenidos en diferentes medicamentos homeopáticos.

Un medicamento que no puede generar sus afecciones sobre la esfera mental no puede hacer bien o simplemente hace bien en una esfera limitada. La ingeniería genética puede producir mejores resultados sobre la economía física pero tiene un papel muy pequeño en la afección de la mente homeopática, y afortunadamente, si sucede, debería seguir las leyes de la curación y las leyes de la mejoría.

Los medicamentos homeopáticos que se administran teniendo en cuenta únicamente las cuestiones hipo o hiper, no aseguran un éxito a largo plazo en comparación con aquellos casos en los que el medicamento es seleccionado desde los puntos iniciales de los mentales hasta los físicos. La fuerza de la energía electrodinámica que crea hipo o hiperactividad no es libre de violar las leyes de conservación de la energía.

Si hay algún problema de gónadas o tiroides, además de tratar las gónadas y la tiroides, debemos tener en consideración la pituitaria también. Si hay un problema de la corteza suprarrenal, debemos poner atención especial en su trabajo de pituitaria y viceversa. La endocrinología presenta ejemplos semejantes en otros casos también. Lo mismo debe pensarse sobre el sistema endocrino como un todo con respecto a la fuerza vital.

La endocrinología es un fenómeno de modelos de trabajo de diferentes variables. El trabajo completo de glándulas endocrinas es un área de fenomenología enorme. Un modelo viviente para el trabajo de homeostasis. La fenomenología de las glándulas endocrinas no depende solidamente de algún determinismo fijo.

Si comenzamos con los mentales, éstos envuelven en sí mismos el trabajo de las glándulas y una vez más, la retroalimentación de las glándulas endocrinas a los mentales. Si comenzamos de los físicos meramente pato-fisiológicos, deben recordarse los mentales que en mecanismo de retroalimentación influencian el sistema endocrino. En estos métodos la cadena viva de las influencias se mueve para una mejor existencia de la fuerza vital. La fuerza vital desea manifestarse en un mejor aspecto, por lo tanto, esta cadena de influencias continúa.

La cadena de influencias no puede evitar las realidades miasmáticas. El blocaje miasmático y su obstrucción hacia una salud endocrinológica perfecta no puede depender sólidamente sobre la configuración genética, aunque la genética tiene una gran importancia. Las características miasmáticas son más que distinciones genéticas, así como el concepto de la fuerza vital está también presente en la teoría de los miasmas.

Cualquier medicamento que sea un verdadero semejante o un específico no puede entrar en el sistema si los miasmas no se lo permiten. Las experimentaciones han demostrado que incluso la aplicación de medicamentos superficiales desea la permisión de los estados miasmáticos. Lo semejante que envuelve la entidad humana completa consiste en la armonía miasmática. Esta armonía es la individualización del medicamento con el cuerpo humano y el verdadero hombre y es esta luz una cordialidad entre el sistema endocrino, el sistema neurológico y el sistema psíquico. El medicamento específico debe tener una mayor coordinación y cordialidad con el sistema nervioso y el sistema psíquico, de otra manera, el medicamento no trabaja profundamente y falla en el logro de cualquier objetivo. Aparentemente puede mostrar algunos resultados positivos pero no es una mejoría real.

En el siguiente capítulo nos enfrentamos con el patrón de diseño de los medicamentos que actúan profundamente, señalando claramente que la versión de que una verdadera curación no sólo engloba la armonía "mente-cuerpo" sino la cadena continua de influencias reversibles "mente-cuerpo-mente". Esta ecuación circular contiene todas las posibilidades de la conservación de la energía electrodinámica del ser humano viviente.

Los mentales que son una función de energía, afectan las glándulas endocrinas (si el medicamento verdadero se administra ajustando la energía miasmática) y una vez más, ellos mismos se afectan. Este proceso de cambio de formas de energías (transformación de energías) y entonces, conservación de energía, es una prueba de la verdad y de la existencia.

La endocrinología es un fenómeno de energía que ajusta los diferentes niveles de energía en un cuerpo humano viviente para un mejor estado mental y físico. Las etapas miasmáticas son también niveles peculiares de energía. El medicamento homeopático también tiene nivel electrodinámico de energía fijo. La fuerza vital perturbada que está representada en los desórdenes endocrinos es también un nivel diferente de energía peculiar.

La fenomenología de las glándulas endocrinas se presenta en el siguiente capítulo donde la verdad esencial de la endocrinología ha sido producido en forma del patrón de diseño. El siguiente capítulo aclarará el rol de la fenomenología al tratar los desórdenes endocrinos. ∎

CAPÍTULO 6

PATRÓN DE DISEÑO EN ENDOCRINOLOGÍA

La inflamación de Ferrum phos., la mala o ninguna asimilación de Calcarea phos., la acidez de Natrum phos., los dolores de Magnesia phos., el nerviosismo de Kali phos., los fluidos excesivos de Nat sulph., el flujo de fluidos crónicos de Kali sulph., la supuración de Calc sulph., los fluidos desiguales de Natrum mur., el flujo de fluido de Kali mur., y la cronicidad de Silicea son las características claves de sales bioquímicas. Pueden utilizarse para cualquier patrón de perturbación endocrina sobre estos síntomas característicos.

INTRODUCCIÓN

La Materia Medica es un lenguaje vivo de la existencia humana. Hay muchos síntomas de un medicamento que serán útiles durante el uso homeopático del mismo. Los maestros han subrayado diferentes síntomas de un medicamento pero no se trata de una compartimentación de los síntomas de acuerdo a los órganos. Sabemos muy bien que después de las experimentaciones de cada remedio, éste descubre su alma en una serie de características. Por ejemplo, puede haber muchos síntomas pero la agravación de los estados por el movimiento hacia abajo es el síntoma característico clásico de Borax. Temblores, mareos y torpeza son síntomas característicos de Gelsemium. De la misma manera, otros medicamentos homeopáticos tienen sus características.

De la misma forma, el paciente manifiesta algunos síntomas peculiares. Sabemos que no hay nombres de enfermedades, si alguien pregunta sobre lo que está padeciendo, simplemente le podemos contestar que está padeciendo de China o Lycopodium o quizás también de Gelsemium.

Puede haber un sinnúmero de síntomas pero las características del alma son de un solo medicamento. Si estas características se apegan a la ley de los semejantes, se empieza a trabajar en ambos sentidos. El medicamento trabaja en su nivel óptimo y el paciente responde exitosamente de acuerdo a las leyes homeopáticas. Por ejemplo, dos pacientes a los que se les ha diagnosticado mixedema, pueden manifestar casi los mismos síntomas a nivel físico pero en el estado emocional ambos pacientes serán totalmente diferentes. La configuración genética y las influencias ambientales de ambos pacientes pueden ser muy diferentes.

Una persona que desarrolla diabetes mellitus en sus últimos años es totalmente diferente del caso de un niño que presenta diabetes desde su nacimiento. La enfermedad de Addison desarrollada debido a la tuberculosis de las glándulas adrenales, es diferente en el caso en el que se dé desde el crecimiento original de la enfermedad en una forma normal que en el caso en el que se desarrolle a partir del desorden de la glándula pituitaria.

Los síntomas fisiológicos son importantes - pueden parecer iguales todos juntos pero una entidad total del paciente que está sufriendo de cualquier desorden endocrino es única y diferente de cualquier otro paciente. Aunque esta aseveración es cierta para otras enfermedades, es todavía más cierta para los desórdenes endocrinológicos. La razón es que dichos desórdenes son el resultado de un complejo mecanismo de diferentes órganos endocrinos. El desorden endocrino manifiesto puede presentar una orientación diferente que ha actuado antes de que la enfermedad se estableciera con respecto al mismo desorden endocrino en otra persona.

En las siguientes páginas la palabra "patrón" es sumamente utilizada. El patrón de la diabetes, el patrón de la tirotoxicosis, el patrón de la enfermedad de Addison o el patrón endocrino de perturbación.

¿Qué es este patrón?

Ante tanta repetición de la palabra es necesaria la pregunta anterior. La enfermedad es una manifestación de la fuerza vital perturbada a través de los diferentes órganos en lenguaje de fórmulas bioquímicas en el nivel físico. La alopatía ha otorgado gran importancia a la identidad física de los síndromes sintomáticos.

La palabra "patrón" denota no la misma enfermedad como la alopatía ha diseñado sino que homeopáticamente este patrón o modelo es una verdadera réplica de aquellos signos físicos que ocurren en la manera alopática en la enfermedad particular. La poliuria, la polidipsia y la emaciación son los síntomas patológicos de la diabetes mellitus pero si algunos síntomas patológicos semejantes se ven en alguna persona se puede decir que es un paciente del patrón diabético. Lo mismo puede suceder con el patrón de la enfermedad de Grave o la enfermedad de Simmond o con el síndrome adiposo-genital o con el cretinismo.

Desde la perspectiva de la filosofía alopática, si consideramos los síntomas como el dolor en los huesos y en las extremidades, fracturas, poliuria, vómitos, anemia, dolor abdominal y sed, esto puede señalar hiperparatiroidismo. Pero si pensamos desde la perspectiva homeopática, no puede ser hiperparatiroidismo sino que los síntomas semejantes de cualquier paciente pueden ser tratados con un medicamento semejante que haya sido experimentado con síntomas semejantes. Los ejemplos similares pueden citarse a partir de otros desórdenes endocrinos en este contexto.

PATRÓN DE DISEÑO

Es una ingeniería homeopática de síntomas muy inteligente que se implementa en endocrinología. El médico trata de localizar el modelo de la fuerza vital perturbada y entonces encuentra el medicamento que mejor se ajusta a dicho cuadro. Este patrón de diseño es un proceso con dos sentidos, en un sentido se encuentra el lenguaje biológico del paciente y en el otro sentido se encuentra la recepción semejante por la que se busca un medicamento o medicamentos que proporcionen la cura.

Un hombre no sólo es una conglomeración de órganos sino que es más que esto. El hombre habla en tres niveles.

1. Nivel físico
2. Nivel emocional, y
3. Nivel psíquico.

El tratamiento a nivel físico no trata al hombre en su totalidad. Las mismas características biológicas pueden buscarse a nivel físico pero no es posible trazar las mismas cosas en el plano emocional y psíquico. La ley de los semejantes es el alma de la homeopatía. La homeopatía ha comprobado que la misma enfermedad por así decirlo en el plano físico puede corregirse por la relación de síntomas semejantes en el nivel emocional y en el nivel psíquico.

Esta es una gran investigación dentro del campo de la teoría médica y la homeopatía la ha realizado, sólo la homeopatía ha realizado este trabajo. La endocrinología también está concernida en este plano. La endocrinología está muy cerca de la mente, teniendo su propio espacio entre el sistema nervioso y la mente es una parte esencial de la fuerza vital, por tanto, la endocrinología es un estudio cerrado de la fuerza vital.

El patrón de diseño de la endocrinología en la homeopatía se ha llevado a cabo en dos niveles:

- **1er nivel**: cuando el desorden endocrino se presenta de manera natural, es decir que ha viajado del centro a la periferia.

- **2do nivel**: cuando el desorden endocrino se expresa de manera artificial, es decir, debido a la influencia de factores externos como otras causas sistémicas, traumas externos, heridas, etc. en este caso se presenta por la intrusión de la periferia.

El primer y segundo niveles tienen la importancia de la fuerza vital, de la mente y de los miasmas, pero el segundo nivel cuenta con algunos factores externos a diferencia del primero en el que no existen dichos factores.

El método del tratamiento homeopático en el primer nivel es diferente del segundo.

El primer nivel es la etapa en la que el desorden endocrino está ahí sin interferencia de factores externos y el segundo nivel es la etapa con factores externos inducidos.

Sabemos que la cura de las enfermedades endocrinas sigue la ley de curación de Hering. Cualquier tratamiento endocrino es una cura homeopática verdadera si:

1. Es de adentro hacia afuera
2. Es del centro hacia la circunferencia
3. Es de arriba hacia abajo
4. Es de lo más alto a lo más bajo
5. Es de los centros vitales a la periferia
6. Está alimentando la homeostasis interna
7. Satisface a la mente
8. Relaja a la mente y luego al cuerpo
9. Es instrumental para mantener el espacio cuerpo-mente y mente-cuerpo en un lugar apropiado, tomando siempre en cuenta el equilibrio.
10. La verdadera cura logra el círculo mente-cuerpo-mente en cada curación.

Patrón de diseño 1: puede incorporar los dos niveles, cuando sobre los "mentales" el semejante se prescriba para el cuerpo y el cuerpo se mueva hacia el espacio de la cura apropiada mediante los axiomas anteriores. La aproximación mente-cuerpo es aplicada aquí.

Patrón de diseño 2: puede incorporar ambos niveles. Es de alguna manera difícil, ya que los factores externos se toman en consideración. De tal forma, el medicamento también se prescribe sobre la base de los físicos externos. En esta prescripción del segundo nivel, la sintomatología física está diseñada como la base y el medicamento es prescrito sobre los síntomas somáticos solamente. Si en esta prescripción, la mente se mejora y las actividades metabólicas internas del cuerpo aumentan, entonces quiere decir que la ecuación cuerpo-mente ha sido resuelta. En este diseño la mente se mueve hacia el espacio apropiado de cuerpo-mente en donde puede existir una armonía.

No necesitamos repetir otra vez que la verdadera cura debería venir mediante los axiomas establecidos como se presenta a continuación, durante el curso del tratamiento.

1. Debemos tener en mente que el desorden de la pituitaria y la acción iniciante de la pituitaria deberían moverse siempre hacia direcciones positivas porque se trata de la glándula maestra. Si el funcionamiento de la retroalimentación es correcto y alienta a otras glándulas endocrinas, entonces está sano y sigue los axiomas establecidos de una verdadera cura.

2. El rol del timo está relacionado con la inmunidad. Homeopáticamente puede estar asociado con fuerza miasmática, por consiguiente, si el timo se libera de las toxinas o de los efectos destructivos, otra vez nos encontramos con un buen signo.

3. El papel de la glándula pineal nunca debe subestimarse.

4. Como hemos aprendido anteriormente que toda glándula endocrina es interdependiente. La tiroides, la paratiroides, las suprarrenales y las gónadas están relacionadas así como se encuentran todas bajo el control directo de la pituitaria. Influencian otras glándulas, así como otras glándulas las influencian. El hipotálamo, el sistema nervioso y la glándula pituitaria empiezan a moverse hacia el positivismo, la mente se siente mejor y las actividades somáticas del metabolismo comienzan en una dirección saludable y la verdadera cura de cualquier desorden endocrino da inicio.

Una verdadera prescripción

1. Es siempre una demanda de la homeopatía en los desórdenes endocrinos que el medicamento sea individualizado y que sea el semejante. Es la mejor prescripción.

2. Si no es posible detectar el semejante o antes de alcanzar el verdadero semejante, hay una urgente necesidad de administrar un medicamento, el patrón de medicamentos puede ser muy útil. Los medicamentos patrones señalan la semejanza situacional. Al mismo tiempo, si se trata de una semejanza verdadera, asegura la mejor cura pero si sucede que no es el verdadero remedio, todavía sirve para allanar un mejor camino para la aplicación de los siguientes remedios.

Si después de la aplicación del patrón medicamentoso, la mente se siente satisfecha y los síntomas somáticos muestran el fuerte metabolismo es un buen signo. Significa que la fuerza vital se está reconociendo y está proporcionando buenos síntomas mediante la mente y el cuerpo.

Si un medicamento se administra teniendo en cuenta sólo

los síntomas patológicos pero satisface a la mente también y la mente se siente bien es un buen medicamento cuerpo-mente, los síntomas somáticos en dicha condición mejoran automáticamente. Esta es una regla de prescripción del patrón 2.

Si un medicamento se administra teniendo en cuenta sólo los síntomas físicos pero sólo satisface a la mente, es un buen remedio, los dolores físicos se irán calmando lentamente. Puede ser prescripción en el nivel 1 o en el nivel 2. En dicha condición el medicamento administrado es un medicamento endocrino (mente-cuerpo) y curará seguramente los desórdenes endocrinos. En ambos casos la verdadera curación es el circulo completo mente-cuerpo-mente.

MENTE = CUERPO = MENTE

La filosofía homeopática es una piedra preciosa del psicosomatismo, ya que no sólo se enfrenta con los problemas físicos sino que también engloba el campo de los problemas psíquicos – soma – psíquicos.

La ley de los semejantes es una verdad eterna de la medicina natural. El principio semejante no se limita a las apariencias físicas sino que es un principio de la homeopaticidad que trabaja por el bienestar de la fuerza vital. La fuerza vital nunca se ve pero siempre está ahí. Ningún método puede fragmentar, segmentar o aumentar la fuerza vital.

Los endocrinos trabajan bajo control directo de la fuerza vital. La metodología de tratamiento hacia los padecimientos físicos comienza con los mentales pero recíprocamente afecta también la mente. La reacción circular mutuamente recíproca dependiente de la mente – cuerpo – mente es el objetivo final de cualquier método. Si comenzamos con los padecimientos del cuerpo, patrones endocrinos, entonces deberíamos mejorar la mente también que a su vez influencia el cuerpo, se trata del funcionalismo endocrino.

Si comenzamos con los mentales o si empezamos de los físicos, la ecuación circular debe establecerse por respuesta del remedio y por interacción de la fuerza vital.

La fuerza vital que se manifiesta mediante la mente o el cuerpo debe llegar a la armonía teniendo a ambos segmentos mentales y físicos en el lugar adecuado.

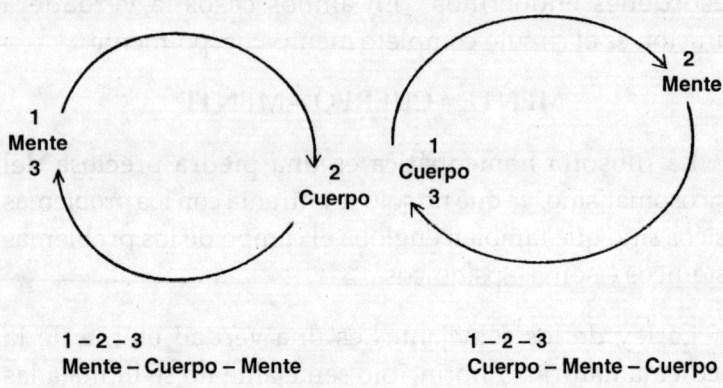

En ambos patrones de diseño del tratamiento de endocrinología la ecuación circular existente muestra las tendencias interdependientes de los síntomas mentales y del cuerpo (glándulas endocrinas). El efecto mutuo es continuo, es una función continuada de las variables dependientes hacia algún establecimiento definido.

El patrón 1 de tratamiento comienza con los mentales y el patrón 2 de tratamiento comienza por lo físico (síntomas físicos o patrón de medicamentos). El punto del patrón 2 es que debe haber un efecto curativo sobre la mente, si está ahí, sólo en esa situación encontramos un verdadero tratamiento.

Los endocrinos son un puente entre las funciones crudas físicas y las funciones mentales sutiles, por consiguiente, la técnica "mente – cuerpo – mente" de tratamiento de desórdenes endocrinos es el camino correcto para enfrentarse con este tipo de problemas endocrinos. Algunas prácticas quirúrgicas, las emergencias de ciertas enfermedades malignas y, desde luego, las etapas más avanzadas de los desórdenes endocrinos no deben perderse de vista, donde no sólo la homeopatía sino cualquier sistema de medicina puede tener sus limitaciones.

Los medicamentos miasmáticos aceleran la cura, ya que tienen el poder de actuar en la sustancia genética así como en la mente homeopática. Un remedio constitucional comprende los beneficios de las actividades miasmáticas. En los peores casos de desórdenes endocrinos, los nosodes deben recordarse como los crónicos de las etapas miasmáticas con beneficios adicionales de sus propias capacidades. Los sarcodes proporcionan un muy buen servicio a las glándulas endocrinas para facilitar el flujo de la fuerza vital. este hecho debe mantenerse en mente para la prescripción ya sea en el nivel 1 o en el nivel 2.

La esfera del patrón medicamentoso que se proporciona en los siguientes capítulos es muy amplio, incluso un área concentrada y afectiva de ellos ha sido proporcionada con gran brevedad. El patrón medicamentoso trae éxito si los medicamentos son homeopáticos para cualquier caso.

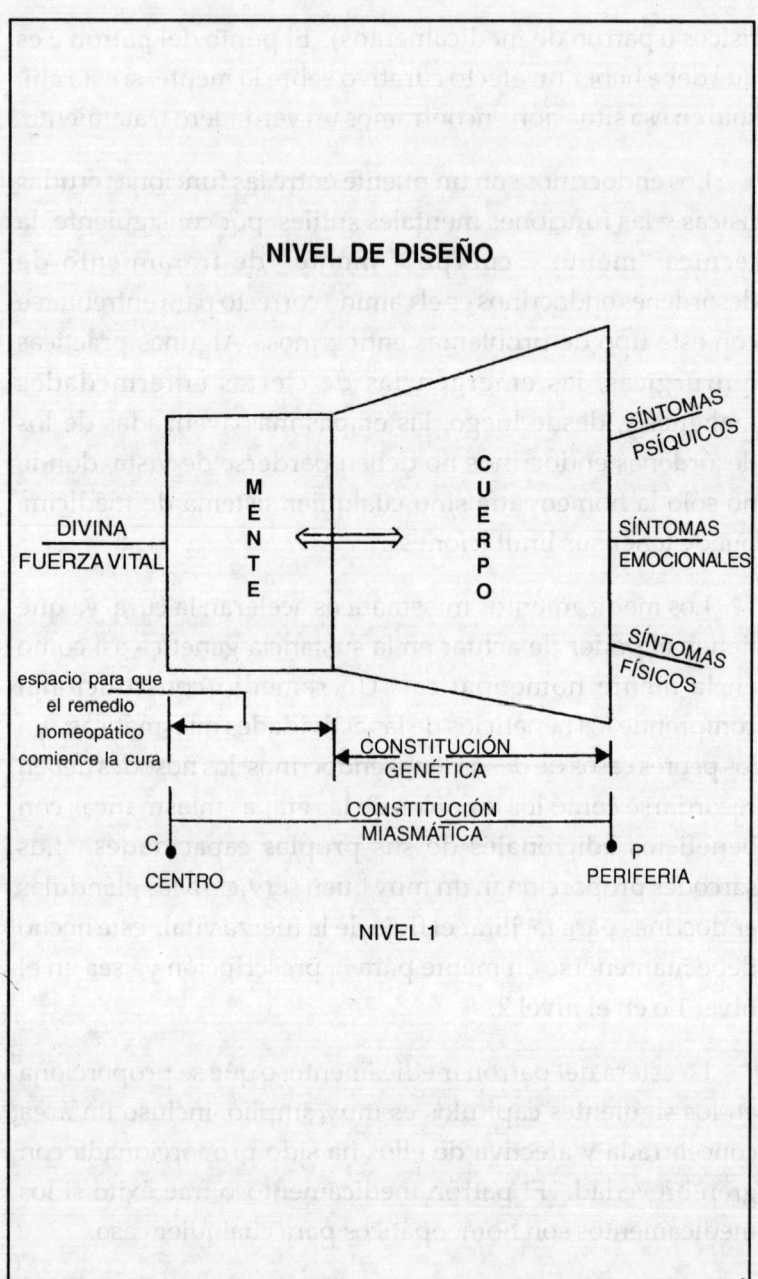

PATRÓN DE DISEÑO EN ENDOCRINOLOGÍA

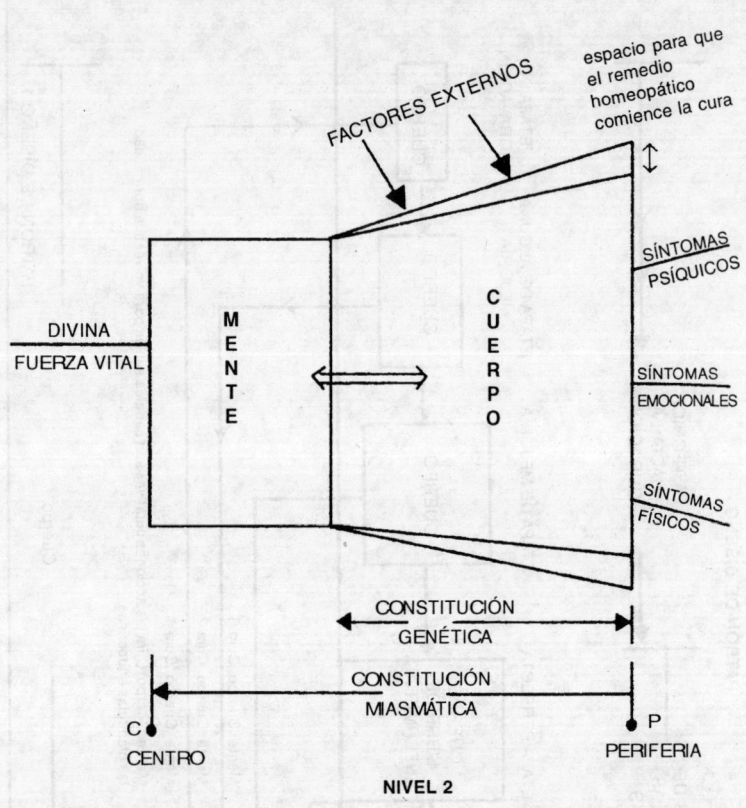

1. En ambos métodos de tratamiento las leyes de la curación deberían seguirse invariablemente, y debe confirmarse que la relación de Mente = Cuerpo = Mente es una relación que permite el equilibrio armónico.

2. El patrón de diseño 1 incorpora el nivel 1 y 2 del método Mente – Cuerpo y el patrón de diseño 2 incorpora el nivel 1 y 2 del método Cuerpo – Mente. Es la verdadera cura de ambos la que debería llevarse a cabo.

3. La administración del semejante es admisible en ambos métodos pero si cualquier medicamento se administra en ambas técnicas, debe lograr las leyes de la curación, de otra manera estará suprimiendo, lo que no es permitido en los desórdenes endocrinos.

130 COMPRENSIÓN DE LAS GLÁNDULAS

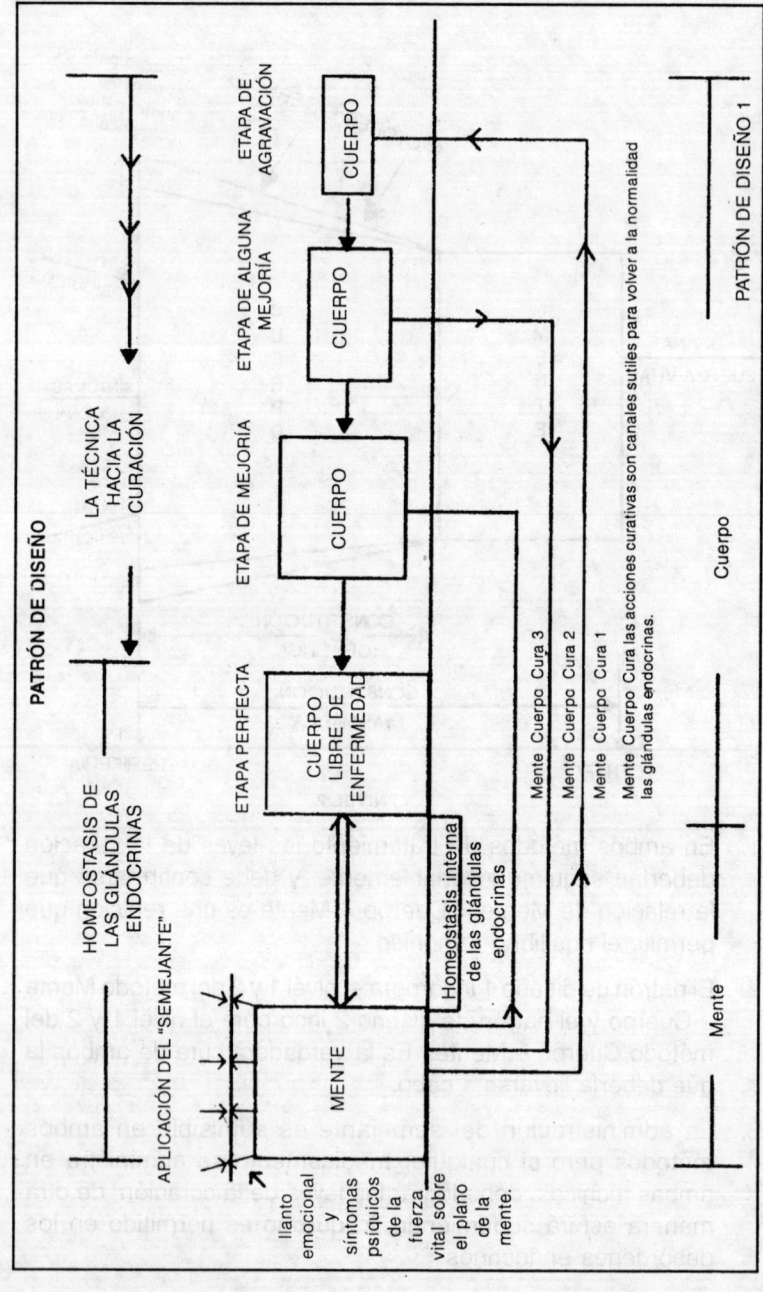

PATRÓN DE DISEÑO EN ENDOCRINOLOGÍA 131

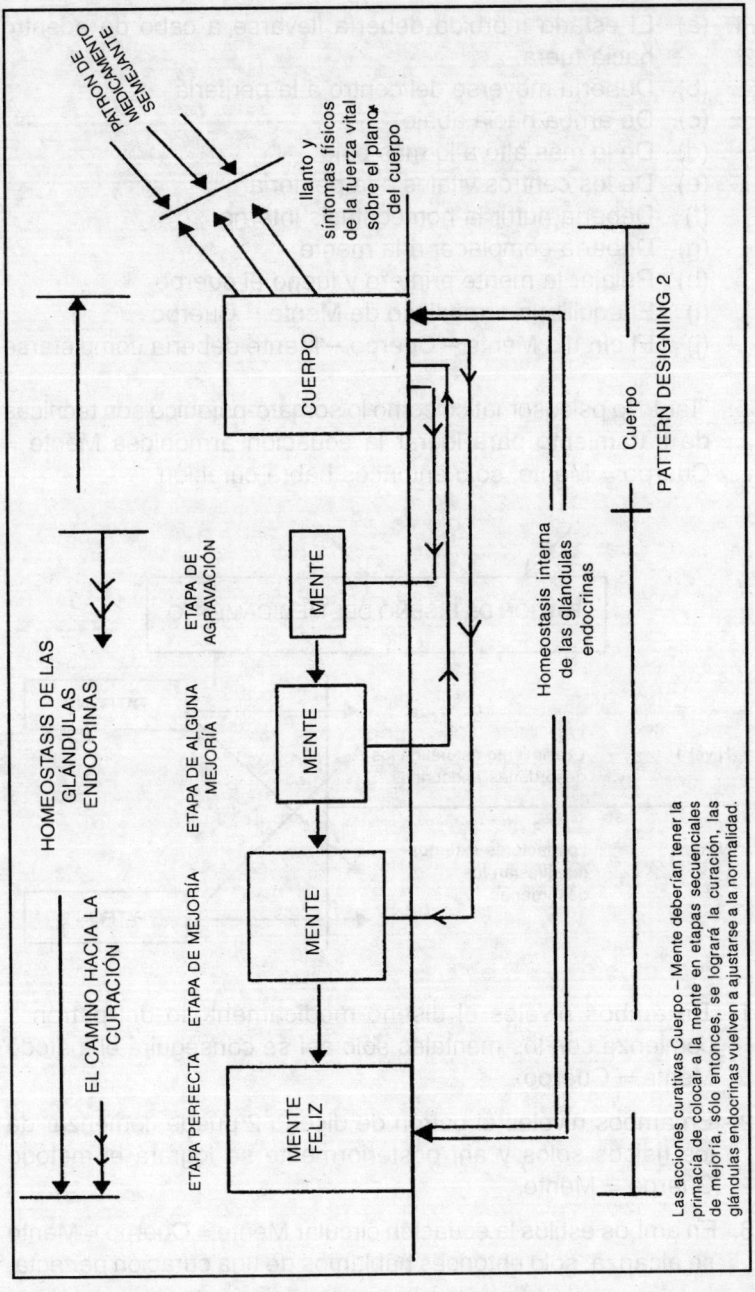

4. (a) El estado mórbido debería llevarse a cabo de adentro hacia fuera
   (b) Debería moverse del centro a la periferia
   (c) De arriba hacia abajo
   (d) De lo más alto a lo más bajo
   (e) De los centros vitales a la periferia
   (f) Debería nutrir la homeostasis interna
   (g) Debería complacer a la mente
   (h) Relajar la mente primero y luego el cuerpo
   (i) El equilibrio armonioso de Mente = Cuerpo
   (j) El círculo Mente – Cuerpo – Mente debería completarse

5. Tanto lo psicosomático como lo somato-psíquico son técnicas de tratamiento para lograr la ecuación armoniosa Mente = Cuerpo = Mente, sólo entonces habrá curación.

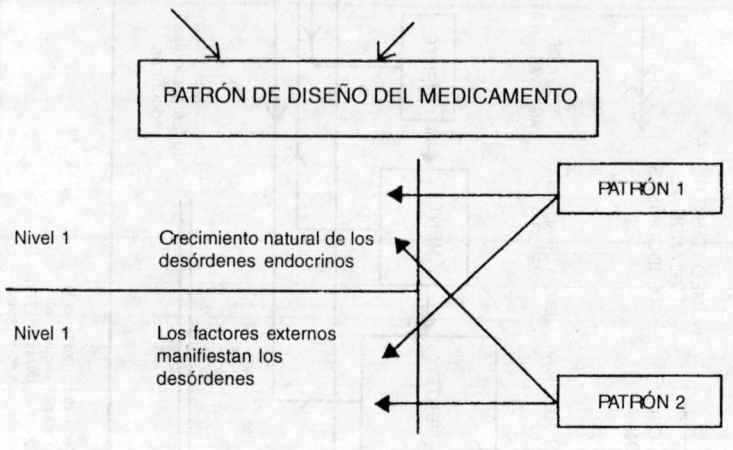

1.- En ambos niveles el diseño medicamentoso del patrón 1 comienza con los mentales sólo así se conseguirá el método Mente = Cuerpo

2.- En ambos niveles el patrón de diseño 2 puede comenzar de los físicos solos y ahí posteriormente se logrará el método Cuerpo = Mente.

3.- En ambos estilos la ecuación circular Mente = Cuerpo = Mente se alcanza, solo entonces hablamos de una curación perfecta.

CAPÍTULO 7

SARCODES Y ENDOCRINOLOGÍA

Natrum mur., *el remedio bioquímico, ha sido altamente utilizado para el patrón de la enfermedad de Addison y el patrón del bocio exoftálmico.*

Natrum sulph., el medicamento bioquímico, ha sido un medicamento básico para la diabetes mellitus – un medicamento muy útil, de hecho.

SARCODES: INTRODUCCIÓN

El estudio de los sarcodes no es un terreno nuevo. Es una rama especializada de las fuentes de remedios homeopáticos que analiza la fuente de las drogas sarcodes y su relación con los padecimientos humanos.

Las drogas homeopáticas están preparadas de las siguientes fuentes:

1. Reino animal
2. Reino vegetal
3. Reino mineral

4. Nosodes
5. Sarcodes, e
6. Imponderables.

Los sarcodes son preparados a partir de productos naturales derivados de los tejidos o de secreciones de animales y del cuerpo humano. En esta categoría, por medio de los productos de tejido sano de plantas y animales, se han incorporado los sarcodes preparados de tejidos de animales sanos o de sus secreciones.

Es muy interesante saber que los sarcodes están preparados no sólo de tejidos sanos o de órganos de un animal sano, productos de glándulas animales y sus secreciones, sino también están preparados de glándulas endocrinas como un todo y la secreción sana de estas glándulas endocrinas.

En esta conexión contamos con una buena lista de sarcodes en donde las glándulas endocrinas o su secreción han sido utilizados para preparar los sarcodes. Más adelante presentamos una lista en la que se encuentran los sarcodes y sus fuentes endocrinas:

1. Adrenalinum está preparado de la secreción interna de la glándula adrenal.
2. Adrenocorticotropina (A.C.T.H.) está preparado de la glándula pituitaria.
3. Castoteum está preparado de los folículos muertos.
4. Corpus luteum está preparado de los ovarios de los animales preñados.
5. Folliculinum está preparado de las hormonas secretadas de los ovarios.

6. Hipotalamus está preparado del hipotálamo de toro.
7. Insulina está preparado de la hormona pancreática.
8. Ovarios está preparado del extracto de la misma glándula del cerdo.
9. Orquitinum está preparado del extracto testicular de borrego.
10. Oophorinum está preparado del extracto ovárico de borrego o vaca.
11. Pancreatinum está preparado del páncreas de vaca.
12. Parathormona está preparada de la glándula paratiroides de toro.
13. Pituirtrin está preparado de la glándula pituitaria de borrego.
14. Tiroidinum está preparado de la glándula tiroides de los animales
15. Thureostimulin está preparado de la glándula pituitaria
16. Timo está preparado de la glándula timo de animal.

Se ha observado que casi todas las glándulas endocrinas han sido utilizadas para preparar el sarcode concerniente. "La doctrina de la signatura" que ha sido una regla muy importante para la cura respetada, no debe perderse de vista en este momento. Algunos otros sarcodes se proporcionan en el siguiente párrafo con una descripción detallada.

PATRÓN DE ACCIÓN DE LOS SARCODES

Como los sarcodes son la medicina homeopática, así pues, la ley de los semejantes, la ley de la dosis mínima, la de la potenciación y la de la totalidad sintomática, y la acción de los sarcodes mutuamente interactivos con la fuerza vital no son excepción para el uso de las mismas. Pero tienen algunos beneficios adicionales que son más puntos para ayudar a combatir las enfermedades endocrinas; han sido producidas de la siguiente manera:

1. Sabemos que los desórdenes endocrinos generalmente son hiperactividad o hipoactividad de las glándulas endocrinas, ahora esta hipoactividad o hipofunción de la glándula endocrina puede ser corregida o ayudada administrando el sarcode necesario. De la misma manera, la hiperactividad o hiperfunción pueden controlarse por medio del sarcode respectivo.

2. Para hacer un equilibrio armonioso entre los diferentes procesos de funcionalidades endocrinas, los sarcodes pueden proporcionar una gran ayuda. Así como una glándula endocrina afecta a las otras y como resultado, se obtiene una cadena de perturbaciones en las hormonas, esto puede corregirse por medio de la administración de los sarcodes adecuados. La estimulación de una glándula endocrina estimula todo el mecanismo. Una dosis del medicamento constitucional adecuado junto con la administración del sarcode ofrece resultados sumamente favorables. Aunque la escuela de homeopatía clásica puede objetar la administración de remedios hechos a partir de órganos, a pesar de los resultados maravillosos obtenidos que tienen un respecto completo a los principios clásicos de la homeopatía, los sarcodes han producido un efecto tónico muy bueno. Los sarcodes que están hechos de las glándulas endocrinas respectivas tienen el beneficio adicional de la doctrina de la signatura. Las experiencias nos muestran que Clarke, Cooper y Burnett han hecho muy buen uso de estos remedios

regionales específicos junto con el similimum. Aquí la glándula endocrina respectiva origina productos de los que se habla muy bien, pero hay algunos otros sarcodes que también tienen una acción profunda sobre las glándulas endocrinas con los que trataremos en la siguiente sección.

3. Aunque la teoría básica de la homeopatía nunca debe olvidarse, aún en casos de emergencia, el método de los específicos aplicado junto con el similimum puede considerarse de gran ayuda y complemento. Afortunadamente los sarcodes tienen un patrón específico de acción.

4. La energía de los medicamentos homeopáticos que es administrada a través de los sarcodes tienen un patrón de acción específica sobre el órgano particular. Si el sarcode es un semejante es la mejor situación pero si se trata de un específico, entonces ayudará mucho.

5. La doctrina de la firma opina que todas las plantas, animales y minerales tienen su existencia, y tienen su propio estilo de actuar y reaccionar. Las cualidades inherentes y sus reacciones en situaciones semejantes, si estas sustancias son utilizadas homeopáticamente, son grandísimas. El patrón de acción específica de algunos sarcodes se proporcionará en las siguientes páginas.

6. Una lista selecta de algunos sarcodes con su descripción sobre las enfermedades endocrinas que afectan o el modelo de enfermedad semejante es una indicación clara que el uso de estos sarcodes es ciertamente útil en las enfermedades endocrinas. Los síntomas clave de ciertos sarcodes se proporcionan de igual manera. Los sarcodes requieren de mucha más investigación para el uso completo de su potencialidad en desórdenes endocrinos.

SÍNTOMAS CLAVE CARACTERÍSTICOS DE LOS SARCODES SELECTOS EN ENDOCRINOLOGÍA.

Bajo este encabezado, el patrón neuroendocrino y físico de perturbaciones se dará a continuación. El nombre de la enfermedad endocrina no es importante para la homeopatía, pues lo importante es el patrón sintomático semejante del desorden endocrino para tratar y curar la enfermedad de origen endocrino semejante respectiva.

ADRENOCORTICOTROPA (A.C.T.H.)

Se siente solo

Deprimido y tímido

Se le olvidan las palabras, las usa incorrectamente.

Patrón Endocrino De Perturbaciones
- Congestión de la cabeza
- Cara abotagada
- Adiposidades
- Perturbaciones sexuales
- Pérdida del libido
- Ginecomastia
- Amenorrea
- Poliuria – polidipsia – diabetes insipidus
- Hipotiroidismo
- Perturbaciones pancráticas
- Enfermedad de Cushing
- Mixedema

SARCODES Y ENDOCRINOLOGÍA

Síndrome adiposo-genital
Sistema glandular adrenal perturbado. Para estimular la glándula suprarrenal.

Específico para patrones de glándulas endocrinas
1. Tiroides
2. gónadas
3. páncreas
4. adrenales
5. pituitaria.

ADRENALINUM

Patrón Endocrino De Perturaciones

Constricción toráxica
Angustia y congestión
Vértigo, nausea y vómito
Enfermedad de Grave
Enfermedad de Addison
Diabetes – hipoglucemia

Específico para patrones de glándulas endocrinas
1. glándula tiroides
2. adrenal
3. páncreas

ADEPS SUILLUS

Patrón Endocrino De Perturbaciones

Desorden pancreático

Específico para patrones de glándulas endocrinas
1. páncreas

CALCAREA OSTREARUM

Patrón Endocrino De Perturbaciones

- Dolores repentinos, dolores en la espalda y en la región del corazón
- Debilidad
- Dolor uterino

Específico para patrones de glándulas endocrinas

1. Gónadas

CORTISONA

Patrón Endocrino De Perturbaciones

- Irritabilidad, pesadez
- Llora sin razón
- Confusión
- Cefalea y vértigo
- Cara abotagada
- Cara hinchada y sequedad
- Enfermedad de Addison
- Síndrome de Cushing
- Diabetes
- Bocio

Específico para patrones de glándulas endocrinas

1. tiroides
2. adrenales
3. páncreas

CASTOREUM

Síntomas histéricos
Nerviosismo y exhaustividad

Patrón Endocrino
De Perturbaciones
- Dismenorrea
- Amenorrea

Específico para patrones de glándulas endocrinas

1. Gónadas

CORPUS LUTEUM

Mujer exhausta, neurasténica, pálida y anémica

Patrón Endocrino De Perturbaciones
- Amenorrea
- Dolor menstrual
- Problemas climatéricos con obesidad
- Síndrome adiposo-genital de mujeres jóvenes

Específico para patrones de glándulas endocrinas

1. Gónadas
2. Ttiroides

FOLLICULINUM

Hipersensibilidad al ruido, al calor y al contacto

Ideas fijas

Congestión

Patrón Endocrino
De Perturbaciones

- Menstruaciones prolongadas
- Dismenorrea
- Síndrome hiperfoliculino
- Tensión nerviosa pre-menstrual
- Problemas climatéricos

Específico para patrones de glándulas endocrinas

1. Gónadas (ovarios)
2. Gónadas (testículos)

HYPOTHALAMUS

- Naturaleza afectuosa
- Impulsos sexuales melancólicos
- Indeciso
- Miedo al sexo opuesto
- Funcionamiento de la tiroides perturbado
- Disritmia menstrual
- Retención de los líquidos, obesidad

Específico para patrones de glándulas endocrinas

1. Glándula tiroides
2. Gónadas

INSULINUM

Patrón Endocrino De Perturbaciones

- Diabetes – metabolismo de la glucosa
- Poliuria con afecciones en la piel

SARCODES Y ENDOCRINOLOGÍA

Específico para patrones de
glándulas endocrinas

1. páncreas

LAC FELINUM

Gran depresión
No puede tocarse un pie con el otro pie. Sensación que cada esquina golpeará sus ojos.

Patrón Endocrino De Perturbaciones — Dismenorrea

Específico para patrones de
glándulas endocrinas

1. gónadas

Nota: Lac vaccinum – defloratum tiene también alguna acción sobre la diabetes de páncreas – la glándula endocrina.

GLÁNDULA MAMARIA

Patrón Endocrino
De Perturbaciones
- Menstruación profusa
- Disritmia menstrual – menorragia, metrorragia

Específico para patrones de
glándulas endocrinas

1. gónadas

MOSCHUS

Síntomas histéricos
Gran sensibilidad al aire
Risa incontrolable
Calambres musculares

Patrón Endocrino De Perturbaciones
- Impotencia
- Deseo sexual violento en varones
- Menstruaciones profusas
- Patrón diabético

Específico para patrones de glándulas endocrinas
1. Gónadas
2. Hormonas sexuales
3. Páncreas

MUREX

Patrón Endocrino De Perturbaciones
- Mujeres nerviosas melancólicas
- Desórdenes menstruales – dismenorrea, menorragia
- Sufrimientos climatéricos
- Metrorragia
- Diabetes

Específico para patrones de glándulas endocrinas
1. Gónadas
2. Páncreas

OVARIOS

Sufrimientos climatéricos

Específico para patrones de glándulas endocrinas
1. Gónadas (ovarios)

SARCODES Y ENDOCRINOLOGÍA

Oophorinum y *Orchitinum* son también muy útiles para sufrimientos climatéricos. Estos tres sarcodes tienen un área de acción específica para la funcionalidad reproductiva. *Orchitinum* es bueno para el climaterio varonil y *Ovarios* es bueno para el sufrimiento climatérico femenino. Ovigallinae pellicula tiene también campo de acción sobre los desórdenes y los dolores ováricos.

PANCREATINUM

Patrón Endocrino De Perturbaciones
- Desórdenes pancreáticos
- Diabetes

Específico para patrones de glándulas endocrinas

1. páncreas

GLÁNDULA PARÓTIDA

Patrón Endocrino De Perturbaciones
- Desórdenes ováricos
- Dismenorrea
- Menorragia
- Metástasis en genitales masculinos y femeninos

Específico para patrones de glándulas endocrinas

1. Gónadas (ovarios)
2. Glándulas sexuales masculinas

PITUITRIN

Humor cambiable

Lee pero no entiende

Patrón
Endocrino De —
Perturbaciones

> Desarrollo de los órganos sexuales
> Pubertad retrasada
> Amenorrea
> Neuralgia ovárica
> Dismenorragia
> Testículos no descendidos

> **Específicos para patrones glandulares endocrinos**
> 1. Pituitaria
> 2. Gónadas (ovarios)
> 3. Gónadas (testículos)

Nota: Piuitrin tiene un equilibrio endocrino normal cuando se administra.

PINEAL

Patrón Endocrino
De Perturbaciones

> Exhaustividad
> Desarrollo sexual perturbado
> Crecimiento retrasado, enanismo general de orden sub-endocrino.

> **Específico para patrones de glándulas endocrinas**
> 1. Pineal
> 2. Tiroides
> 3. Pituitaria

Nota: cuando haya bajo funcionamiento de endocrinos, Pineal actúa como catalizador.

GLÁNDULA TIMO

Patrón Endocrino De Perturbaciones
- Retraso mental
- Cretinismo
- Bocio
- Desórdenes de la glándula pineal
- Menorragia
- Hiperactividad ovárica
- Precocidad de los órganos sexuales

Específico para patrones de glándulas endocrinas
1. Pituitaria
2. Pineal
3. Tiroides
4. Gónadas (ovarios)

Nota: cuando hay un patrón de hiperactividad de las glándulas endocrinas, como apariencia general, Timo ofrece gran ayuda para llevarlas a un nivel de actividad balanceada.

TESTÍCULOS

Poder sexual disminuido

Carencia de características masculinas

Específico para patrones de glándulas endocrinas
1. Gónadas (testículos)
2. Tiroides

GLÁNDULA TIROIDES

La glándula tiroides es muy útil para un equilibrio endocrino perturbado debido a la vida héctica de la civilización actual.

TIROIDINUM

Frío, escalofrío, humor depresivo, apariencia exoftálmica

Síntomas histéricos

Neurosis, deseos de dulces y frío

Obesidad y abotargamiento

Patrón Endocrino De Perturbaciones
- Cretinismo
- Mixedema
- Desarrollo detenido
- Bocio
- Tiroiditis
- Tetania
- Hipotálamo – obesidad
- Amenorrea
- Testículos no descendidos

Específico para patrones de glándulas endocrinas
1. Tiroides
2. Pituitaria
3. Gónadas (ovarios)
4. Gónadas (testículos)

Nota: Tirostimulinum es un sarcode. Es un medicamento muy útil para el hipertiroidismo la enfermedad de Baselow también se cubre bien. Los otros síntomas clave para este remedio son depresión, llanto, ansiedad y perturbaciones psicosomáticas.

Las notas anteriores sobre los patrones de perturbación endocrina muestran que los sarcodes afectan las glándulas endocrinas profundamente. El patrón de desorden endocrino

SARCODES Y ENDOCRINOLOGÍA

semejante puede ayudarse a través del uso de los sarcodes. Puede observarse que los sarcodes hechos de glándulas endocrinas o su secreción tienen un efecto definido sobre la glándula endocrina respectiva.

Notas específicas

A pesar de que no hay específicos, hay algunos sarcodes que trabajan en algún modelo peculiar de perturbación endocrina muy específicamente. Puede ser en un término corto de paliación pero es muy útil para el momento en que se necesita.

Adeps suillus	: Adiposidad
A.C.T.H.	: Mixedema, síndrome de Cushing
Pituitrin/Insulinum Tiroidinum/Pancreatinum	: Diabetes (enfermedades pancreáticas)
Glándula mamaria	: Problemas uterinos
Adrenalinum	: Bocio exoftálmico
Enfermedad de Addison Testículos/Orchitinum Glándula prostática	: Órganos sexuales masculinos
Tiroidinum	: Problemas glandulares de la tiroides

ALGUNAS PISTAS

Los sarcodes se prescriben generalmente en potencia baja. Todavía esperamos una gran investigación de la acción de la escala de potenciad de los sarcodes en homeopatía. Sabemos que los sarcodes pueden jugar un rol importante en endocrinología si son experimentados en otras potencias que las altas, por la doctrina de la signatura.

Algunos sarcodes necesitan de algunas precauciones, por ejemplo Adrenalinum no debería repetirse frecuentemente. Puede haber alguna tendencia hipertensiva durante el uso de Ovarios y tendencia hipotensiva durante el uso de Corpus luteum. Tiroidinum que es un medicamento importante, necesita de repetición frecuente. No debería administrarse en pacientes tuberculinos ni tampoco en personas hipertensas. Para mejores resultados en la pituitaria, se necesita una escala de potencias más alta. Insulinum da muy buen resultado cuando se utiliza con Páncreas. De igual manera, para la diabetes y la hipoglicemia, Adrenalinum debería utilizarse. Oestrogen y Progesterona son dos sarcodes que son muy útiles en todos los problemas menstruales y dismenorrea respectivamente.

ORGANOTERAPIA Y ENDOCRINOLOGÍA

La organoterapia ha existido desde hace ya mucho tiempo. Los órganos de los animales se utilizan desde los tiempos antiguos. Previamente, esta terapia, en la que los órganos de los animales y su solución de sus secreciones activas se utilizaban, era conocida como opoterapia. Fue Brown Squard quien otorgó el nombre de organoterapia a la opoterapia.

En esta terapia toda la parte del cuerpo se utiliza en forma potentizada. Cuando dicha parte está potentizada, viene la propiedad de la homeopaticidad y la doctrina de la signatura.

De tal forma que las glándulas endocrinas y sus desórdenes tienen que ver, los medicamentos organoterápicos farmacéuticos adecuadamente seleccionados tienen las siguientes ventajas en los desórdenes endocrinos.

1. Equilibran el funcionalismo de la glándula endocrina en cuestión.
2. Dan una influencia nutritiva y tónica a las glándulas endocrinas.
3. Pueden actuar como equilibrantes, debido a su personalidad de origen endocrino, ya que la glándula endocrina mantienen el ambiente interno del cuerpo humano muy sutilmente.
4. Para sostener y mejorar la vitalidad del órgano enfermo para una mejor acción por medio del simillimum correctamente seleccionado.
5. Puede utilizarse independientemente.

A continuación se ofrece una lista de las enfermedades endocrinas en las que "partes del cuerpo" como la organoterapia han sido utilizados exitosamente, sin embargo, se necesita de mucha investigación para probar, experimentar y asegurar las potencias escondidas de estos remedios.

Desórdenes endocrinos	Remedio organoterápico
1. Crecimiento irregular	Pituitaria
2. Acromegalia	Pituitaria anterior
3. Regulaciones de la	Glándula adrenal glándula adrenal
4. Disfunciones adrenale	Glándula pituitaria
5. Crecimiento irregular Fragilidad en los huesos	Descalcificación de los huesos Paratiroides
6. Cretinismo	Pituitaria anterior

7. Pancreatitis — Páncreas
8. Diabetes insipidus — Pituitaria anterior y
   Pituitaria posterior
9. Diabetes mellitus — Páncreas, adrenalina
10. Enanismo — Toda la glándula pituitaria
11. Para equilibrar todo el sistema endocrino, desórdenes de las características sexuales femeninas, desórdenes ováricos Hipertiroidismo — Toda la glándula pituitaria
12. Cara abotagada como en disfunción tiroidea glándula pituitaria — Glándula tiroides y
13. Hipoglicemia — Páncreas, adrenalina
14. Desarrollo retardado de las características sexuales secundarias — Glándula tiroides
15. Problemas climatéricos, menstruaciones irregulares o ausentes — Glándula pituitaria
16. Deficiencia mental, menstruaciones escasas o nulas, hipotiroidismo, enanismo, falta de confianza — Glándula pineal
17. Tetania — Paratiroides
18. Hipertiroidismo Crecimiento acelerado — Glándula timo

19. Testículos indurados
    Disminución de espermas   Testículos
20.- Desórdenes ováricos   Ovarios

Para llevar a cabo un completo equilibrio entre las glándulas endocrinas, la Glándula pineal y la Glándula timo son las más importantes. Una aplicación juiciosa dice mucho. De la misma manera, para lograr buenos resultados en diabetes mellitus, Insulina debe administrarse junto con Páncreas. No es Pancreatinum – el sarcode, sino Páncreas.

El complejo mecanismo de interrelación de las glándulas endocrinas ha sido discutido anteriormente, se verá que hay una necesidad de encontrar aquel medicamento en particular que puede tonificar todo el sistema endocrino. Para este propósito el papel de los remedios organoterápicos de la glándula pituitaria y la glándula timo junto con la glándula pineal son una rama especializada de la categoría mayor de los sarcodes. La escala de altas potencias es muy útil con estos medicamentos organoterápicos. ■

CAPÍTULO 8

NOSODES Y ENDOCRINOLOGÍA

1. Medorrhinum, Syphillinum, Psorinum y Tuberculinum son los nosodes clásicos con mayor reputación en cuanto a su capacidad para tratar desórdenes endocrinos.
2. Los medicamentos Kalis tienen una especial afinidad para las disfunciones glandulares.

Nunca deben olvidarse mientras se selecciona el simillimum

NOSODES

Introducción

Los nosodes son los maestros de la Materia Medica Homeopática. Su estilo de acción peculiar y su modo de trabajar les otorga un estatus muy especial, de tal forma que la farmacopea de las fuentes medicinales tiene que estar presente. Como hemos discutido en el capítulo anterior, los nosodes son una categoría particular de las fuentes medicinales homeopáticas.

Los nosodes son bioterápicos que se derivan de los tejidos enfermos, órganos o secreciones patológicas de organismos vivos (humanos, animales y vegetales). Son hechos de los productos de bacterias, virus u otros microbios. Los nosodes son una categoría especializada de la terapia Isopática.

Los medicamentos de nosodes que vienen del paciente mismo se conocen con el nombre de auto-nosodes y si se experimentan y se les administra a otros pacientes se pueden clasificar como exnosodes. Los microorganismos, las toxinas purificadas, los microbios, el tejido enfermo, los órganos enfermos, la secreción del tejido u órgano enfermos, las sustancias patológicas de los nosodes de los que se derivan.

El concepto de nosodes está altamente relacionado con el concepto de miasmas. Los miasmas que están trabajando en cualquier economía humana, cuando se perturban, manifiestan diversos patrones de síntomas mentales y físicos. La perturbación miasmática crea una energía potencial que es secretada en forma de lenguaje bioquímico en forma de sustancia patológica. Esta sustancia excretada se administra una vez más en forma potentizada ya sea como auto-nosode o en forma de exnosode. Esta retroalimentación es el contenedor de la energía cinética que se prescribe con base en la ciencia de la semejanza. De la misma manera, el mismo estado miasmático es administrado a la persona respectiva en una forma altamente potentizada.

EL PAPEL DE LOS NOSODES EN ENDOCRINOLOGÍA

Los desórdenes endocrinos que son una responsabilidad funcional directa de los estados miasmáticos actores, pueden ser muy bien verificados o se les puede ofrecer una retroalimentación muy positiva, cuando se administra un nosode de un patrón semejante. Los desórdenes endocrinos pueden conducirnos a cualquier nosode. Si el nosode se administra de acuerdo a un estado de semejanza, será entonces la mejor administración, y si se administra de acuerdo a un estado específico de medicamento miasmático específico, es específico, entonces en ambas situaciones, los nosodes trabajan bien en desórdenes endocrinos.

Aunque se necesita mucho trabajo de investigación y experimentación en este campo en el que los nosodes muestran su competencia, todavía la información disponible manifiesta un cuadro muy esperanzador.

1. Estimulan el sistema particular por la energía cinética del miasma madre en forma homeopática, por consiguiente, la actuación de la fuerza vital se vuelve perfecta con el uso de nosodes.

2. El manejo de la fuerza vital maneja las glándulas endocrinas.

3. La hiperactividad o la hipoactividad de las glándulas endocrinas puede regularse rápidamente.

4. El bloqueo constitucional que promueve el desequilibrio de la glándula endocrina se remueve mediante una retroalimentación positiva.

5. La fuerza vital afecta a la mente, y a su vez la mente reacciona y provee de señales positivas al hipotálamo, al sistema nervioso y finalmente, al sistema endocrino.

6. La doctrina de la signatura se ha verificado en los desórdenes endocrinos. La misma doctrina encuentra su validez cuando los patrones nosológicos semejantes

son seleccionados como nosodes para tratar una etapa crónica del desorden endocrino mostrando cambios patológicos.

7. La teoría del drenaje que habla sobre la expulsión de la toxicidad del sistema a través de la ayuda de la medicina se verifica una vez más en el tema de los endocrinos y los nosodes, ya que los nosodes rompen el bloqueo del sistema, de tal forma, drenan la toxicidad del sistema.

8. Cualquier desorden endocrino en el que no están muy claros los síntomas, o hay una historia de "no se siente bien desde" o una historia de infección, o hay una necesidad de expulsar fuertemente, los nosodes tienen un gran poder en este tipo de enfermedades.

9. El papel de los nosodes en los desórdenes endocrinos está más allá de cualquier duda, ya que producen una acción simultánea de homeopaticidad y especificidad. Las especialidades duales son encontradas en los nosodes.

La endocrinología es una rama de la medicina práctica que requiere de un simillimum perfecto – y ese simillimum debería ser capaz de actuar de una manera muy específica sobre los desequilibrios endocrinos. Los nosodes son una verdadera réplica en forma de una energía más grande que tiene tanto homeopaticidad como especificidad.

10. Entre los miasmas básicos, la distribución de los medicamentos nosodes está como sigue:

Psora	Psorinum
Sicosis	Medorrhinum
Sífilis	Syphilinum

NOSODES Y ENDOCRINOLOGÍA

Cualquier desorden endocrino, si se ha vuelto crónico en su naturaleza o si es muy antiguo, el primer acto de cualquier homeópata debería ser clasificar al paciente de acuerdo a su personalidad miasmática y debería administrarse el nosode respectivo, como su primer inyección de energía homeopática (energía de nosode) allanará el camino para que el caso sea claro y se maneje adecuadamente.

REGLA DE ORO EN LA ENDOCRINOLOGÍA CON NOSODES

Un nosode es mejor administrado si es un simillimum perfecto en los desórdenes endocrinos, pero si el origen del cuerpo humano muestra el siguiente patrón, nunca olvidemos administrar el nosode respectivo en una potencia alta antes de cualquier otro nosode u otro medicamento de constitución oral.

Si hay una historia o un patrón de origen de...	Nosodes probables
A BÁSICO 1. Carácter tuberculino (infecciones o problemas respiratorios)	V.A.B. Tuberculinum Hippozaennum Bacilinum Streptococcinum Influenzinum Oscillococcinum Aviario Diphterinum

COMPRENSIÓN DE LAS GLÁNDULAS

DIÁTESIS	2. Diátesis cancerígena Carcinosin	Nosodes cáncer Medorrhinum
	3. Tendencia psórica	Psorinum
	4. Tendencia sifilítica	Syphilinum
	5. Tendencia sicósica Medorrhinum,	Gonotoxinum
ISIS	6. III efectos de vacunación,	Vaccininum
	7. III efectos de sarampión, o varicela	Vaccinotoxinum Morbilinum Variolinum Rubella
OTRAS DISPOSICIONES	8. III efectos de inflamación, septicemia o infección	Anthracinum, Pyrogenium
	9. III Efectos o afecciones cerebroespinales	Leptospira, Meringococcinum
	10. III efectos u otras glándulas induradas	Qurialinum Scarlatinum Streptococcinum
	11. Afecciones de la piel	Malandrinum Morbilinum Variolinum Vaccininum Monila albicans Streptococcinum
B	12. Afecciones reumáticas	O.A.N., Hippomanes Polionosode
	13. Algunas fiebres infecciosas o fiebre de tipo entérico	Brucella melitensis, Tiphoidinum Paratiroidinum, Eberthinum
	14. Sintomatología tipo SIDA	Nosode del SIDA

En las descripciones anteriores, la categoría básica es aquella en la que cualquiera que se encuentre bajo cualquier desorden endocrino puede clasificarse de acuerdo a la sintomatología. En esa condición el nosode seleccionado respectivo como un medicamento líder debería ser administrado al principio y su aplicación juiciosa puede traer resultados milagrosos así como cambiará las características básicas de las cuales el desorden endocrino se está alimentando.

El segundo apartado es una clasificación bastante generalizada, normalmente la clasificación de acuerdo con el apartado básico moverá el caso en una dirección positiva pero algunas veces la disposición como se muestra en el segundo apartado deberá tomarse en consideración y esta administración general del nosode conducirá a un éxito rotundo.

SÍNTOMAS CLAVE CARACTERÍSTICOS DE LOS NOSODES SELECTOS EN ENDOCRINOLOGÍA

Bajo este encabezado, los síntomas característicos que identifican a algún nosode han sido ofrecidos a lo largo del patrón semejante de desórdenes endocrinos, el cual puede estar presente en dicho tipo de desorden endocrino. La nomenclatura peculiar y el nombre de la enfermedad endocrina han sido producidos aquí para ofrecer una impresión del patrón semejante respectivo.

Los nosodes son muy fuertes, incluso más fuertes que los medicamentos homeopáticos. El mejor estilo para administrarlos es seguir la regla de oro básica, es decir la teoría de la semejanza. Si cualquier nosode es benéfico de acuerdo al caso, puede llevar al caso a una cura exitosa, entonces nos encontraremos en una posición muy cómoda y placentera. El patrón fisiológico especial o anatómico o patológico local o regional no contiene ningún peso en la prescripción homeopática como lo tiene la prescripción sintomática, pero todavía hay algunas condiciones prácticas en las que la situación específica debe tratarse y se vuelve una necesidad del momento. En dicho estado, si los nosodes se tratan en el patrón de la semejanza de sus acciones, podremos observar resultados favorables.

La siguiente descripción es pequeña pero en ella se puede observar fácilmente la semejanza del desorden del patrón endocrino. Cualquier desequilibrio endocrino que se asemeje al cuadro descrito del nosode será seguramente un gran tratamiento.

BACILLINUM

Una manía muy pesada de movimiento continuo, sensibilidad al frío, escalofríos, emaciación. Condiciones tuberculinas, expectoración muco-purulenta.

Patrón Endocrino De Perturbaciones
- Enfermedad de Addison
- Afección de la glándula adrenal

Específico para patrones de glándulas endocrinas

1. Glándula adrenal

B. MORGAN

Congestión

Temperamento irritable nervioso

Patrón Endocrino De Perturbaciones

Miedo a la multitud
Cefalea
⎡ Congestión tiroidea
⎣ Menorragia y metrorragia

Específico para patrones de glándulas endocrinas
1. tiroides
2. gónadas (ovarios)

B. GAERTNER

Delgado y alto, inteligente
Inquietud en manos y pies
Se muerde las uñas

Patrón Endocrino De Perturbaciones

⎡ Malnutrición
⎣ Enanismo

Específico para patrones de glándulas endocrinas

1. Pituitaria

BACILO N° 7

Debilidad y exhaustividad
Apariencia hinchada, pálida y vieja
Apariencia edematosa

Patrón Endocrino De Perturbaciones

⎡ Hipotiroidismo
⎣ Patrón de mixedema en la cara

Específico para patrones de glándulas endocrinas
1. Tiroides

CARCINOCIN

Estado tuberculino
Los niños presentan muchas enfermedades infantiles

Patrón Endocrino De Perturbaciones
- Torpeza intelectual
- Crecimiento deficiente o mentalmente retrasado
- No comprende
- Aprendizaje tardío
- Enanismo mental

Específico para patrones de glándulas endocrinas
1. Pituitaria

DIFTERINUM

Debilidad
Palidez, naturaleza depresiva
Emaciación
Condición parética de las extremidades inferiores

Patrón Endocrino De Perturbaciones
- Inflamación y enrojecimiento de la garganta
- Enfermedad de Basedow, hiperfunción de la tiroides
- Hipertiroidismo
- Desorden de la adrenalina tipo astenia

Específico para patrones de glándulas endocrinas
1. Tiroides
2. Adrenales

DISENTERÍA CO. (BACH)

Tensión anticipante de origen nervioso
Claustrofobia
Cefalea cegadora y movimiento frecuente de los músculos

Patrón Endocrino De Perturbaciones
- Tirotoxicosis
- Hipertrofia de la glándula tiroides
- Irregularidad menstrual
- Dismenorrea

Específico para patrones de glándulas endocrinas
1. Tiroides
2. Hipotálamo – pituitaria – tiroides
3. Gónadas

FLAVUS

Depresión
Humor contradictorio

Patrón Endocrino De Perturbaciones
- Función tiroides desequilibrada
- Menstruación irregular
- Menstruaciones retrasadas
- Dismenorrea

Específico para patrones de glándulas endocrinas
1. Tiroides
2. Gónadas

HIPPOZAENINUM

Patrón Endocrino De Perturbaciones
- Estado tuberculino
- Hinchazón de las glándulas. Secreción nasal corrosiva
- Patrón de la enfermedad de Grave
- Hiperfuncionalidad como estado

Específico para patrones de glándulas endocrinas

1. Tiroides

Nota: Anthracinum, que es un nosode famoso para los carbunclos ardorosos, la gangrena y las úlceras malignas, tiene patrón semejante de glándulas edematosas induradas, síntoma presente en la enfermedad de Grave. Un patrón semejante de hiperactividad de la tiroides puede curarse si dicha situación semejante existe.

MALARIA

Patrón Endocrino De Perturbaciones
- Debilidad con palidez
- Cefalea
- Hipocondría e insomnio
- Enfermedad de Addison

Específico para patrones de glándulas endocrinas

1. Glándula suprarrenal

MEDORRHINUM

Confusión, nerviosismo, irritación
Amnesia de hechos recientes

Patrón Endocrino De Perturbaciones	Desórdenes ováricos Órganos sexuales masculinos hipertrofiados Impotencia masculina Dismenorrea Síntomas climatéricos Problemas en tiroides de metabolismo basal

Específico para patrones de glándulas endocrinas

1. Gónadas (ovarios)
2. Gónadas (testículos)
3. Tiroides

PSORINUM

Patrón Endocrino De Perturbaciones	Sensibilidad extrema al frío, melancolía Falta de reactividad Piel con aspecto sucio Problemas de tiroides que manifiestan patrón sobre la piel (piel seca) Impotencia masculina Problemas menstruales – menorragia Retraso menstrual

Específico para patrones de glándulas endocrinas

1. Glándula tiroides
2. Gónadas

SYCOTIC CO.

Irritabilidad nerviosa

Palidez, personas anémicas y abotagadas

Se ajusta mejor para pacientes con cabello oscuro

Irritación de la membrana mucosa y sinovial

Patrón Endocrino De Perturbaciones:
- Bocio
- Cara hinchada
- Tiroides hinchada
- Edema de las extremidades
- Problemas con el ciclo menstrual
- Retraso menstrual
- Oligomenorrea
- Dismenorrea
- Dolor ovárico
- Debilidad sexual masculina

Específico para patrones de glándulas endocrinas

1. Tiroides
2. Hipotálamo – pituitaria – tiroides
3. Gónadas

SYPHILINUM

Depresión, nerviosismo, apatía

Todos los padecimientos agravan de noche

Ideas obsesivas

Cefalea

Dolores lacerantes en los huesos

Patrón endocrino de perturbación

Patrón Endocrino De Perturbaciones
- Dificultad para aprender y comprender
- Dolor ovárico
- Dismenorrea
- Impotencia masculina

Específico para patrones de glándulas endocrinas
1. Pituitaria
2. Gónadas (ovarios y testículos)

Nota: B – Gaertner y Diphterinum han sido utilizados exitosamente en el patrón de enanismo.

TUBERCULINUM

Nerviosismo y fatiga
Variabilidad de síntomas
Somnolencia durante el día
Miedo a los perros
Movimiento constante

Patrón Endocrino De Perturbaciones
- Hiperactividad tiroidea
- Enfermedad de Basedow de la glándula tiroides
- Patrón de bocio exoftálmico

Específico para patrones de glándulas endocrinas
1. Tiroides

Nota: Influenzinum ha sido utilizado en el patrón de síntomas de la tiroides. Cuando hay fiebre alta o el patrón de rinitis alérgica en desórdenes endocrinos, este nosodes puede ser muy útil porque cubre los tres miasmas básicos. En niños es todavía más efectivo.

TOXOPLASMA GONDII

Patrón
Endocrino De
Perturbaciones
- Depresión
- Estado tuberculino
- Crecimiento mental y físico retrasado
- Retraso psico-motriz
- Disfunción del hipotálamo y de la pituitaria
- Menstruación temprana

Específico para patrones de glándulas endocrinas

1. Hipotálamo
2. Glándula pituitaria
3. Gónadas

V.A.B. Debilidad persistente

- Melancolía
- Sensibilidad al frío
- Nausea
- Piel seca
- Cefalea en la tarde

Patrón
Endocrino De
Perturbaciones
- Hipertiroidismo
- Prototipo del funcionamiento de la glándula tiroides tendiente hacia la naturaleza "hiper"

Específico para patrones de glándulas endocrinas

1. Glándula tiroides

ALGUNAS PISTAS

Los nosodes son los misiles dirigidos. Si son el simillimum, son muy rápidos, de no ser así, allanan el camino para encontrar más fácilmente el simillimum. En desórdenes endocrinos, la aplicación de nosodes maneja la entropía de todo el cuerpo humano. Aunque actúan de manera muy decisiva, debemos recordar algunos puntos importantes mientras los utilizamos.

Deben administrarse siempre en altas potencias. Las potencias bajas no se recomiendan para los nosodes. La nosodoterapia compuesta no es recomendada tampoco.

Entre los héroes nosodes bien experimentados, debemos tener en consideración ciertas precauciones:

1. Nunca repetir Bacillinum, demasiado frecuentemente

2. Carcinocin es peligroso si se administra en un estado cancerígeno

3. No se prescriba Tuberculinum para pacientes cardiacos

4. La etapa terminal nunca debería apoyarse con la introducción de Tuberculinum y Medorrhinum

5. Syphilinum puede inducir los cambios genéticos, por consiguiente, su aplicación juiciosa es necesaria en dosis infrecuentes.

Deberíamos tener en mente que en los desórdenes endocrinos en los que existen las siguientes características, los nosodes pueden ofrecer un gran resultado.

Hay una especial resistencia hacia el uso de ciertos medicamentos, en especial los nosodes, sin embargo, éstos despiertan la sensibilidad en las glándulas endocrinas, de tal forma que las secreciones se regularizan en caso de que presentaran alguna disfunción. Los desórdenes endocrinos son generalmente funcionales. Las perturbaciones estructurales tienen alguna razón misteriosa. Este misticismo puede investigarse y encontrarse en los nosodes, al seleccionar adecuadamente el nosode que se ajuste mejor a la sintomatología dada. Los nosodes actúan en nivel místico, por lo tanto, su uso en desórdenes endocrinos es muy efectivo.

Los desórdenes endocrinos están relacionados con la inmunología también. La fagocitosis defectuosa debido al pobre sistema inmune del cuerpo puede ponerse en el buen camino si se administra el nosode correcto. Los nosodes que hemos señalado en este capítulo están claramente relacionados con las glándulas endocrinas pero si los síntomas lo permiten, no deberíamos dudar en utilizar otros nosodes. Siempre recordemos que un verdadero nosode miasmático (los fundamentales) puede romper la cronicidad de cualquier desorden endocrino. Los tres miasmas primarios son Psora (Psorinum) Sicosis (Medorrhinum) y Sífilis (Syphilinum), además de un cuarto Cáncer (Carcinocin). La aplicación juiciosa de estos nosodes puede presentar resultados inimaginables. Los otros nosodes tienen una aproximación diferente, pero estos nosodes básicos nunca deben perderse de nuestra vista. ■

CAPÍTULO 9

ALGUNOS MEDICAMENTOS CLÁSICOS PARA LOS DESÓRDENES ENDOCRINOS

1. *Sulphur, Lycopodium, Phosphorus, Nitric acid, Silicea, Carbo veg., Argentum nitricum, Graphites y Sepia son los medicamentos clásicos más antiguos que tienen todo el potencial de tratar cualquier desorden endocrino.*

2. *El grupo Natrum y Calcarea tienen una gran afinidad para cualquier disfunción glandular.*

A continuación se proporciona una lista de algunos remedios bien conocidos que son muy útiles para cualquier afección glandular. Como se ha mencionado anteriormente, la Materia Medica completa no puede producirse aquí debido al miedo de reproducir lo que ya está disponible en otras obras, pero los medicamentos importantes que son muy útiles fisiológica y patológicamente en disfunciones glandulares se incluyen en este capítulo.

Una cosa debería hacerse notar, la homeopaticidad es la regla de oro de la filosofía homeopática. La enfermedad misma no es importante para la homeopatía. El patrón de semejanza de la enfermedad es importante. El patrón afectado como se presenta a continuación puede ser glandular endocrino o glandular linfático pero son importantes desde el punto de vista de la endocrinología.

Medicamentos	Desórdenes endocrinos
Apis	Remedio edematoso. Un buen medicamento linfático.
Aurum met.	Induración de las gónadas.
Badiga	Enfermedad de Basedow (glándula tiroides), glándulas hinchadas.
Baryta carb.	Un gran medicamento glandular. Muy útil para desórdenes endocrinos en los que el crecimiento se detiene. Otras glándulas – amígdalas, maxilares y axilares.
Baryta iodatum	Patrón de crecimiento poco desarrollado de las endocrinas y las linfáticas, amígdalas y senos.
Calcarea carbonica	Un gran medicamento para la disfunción de la pituitaria y de la tiroides. Nutrición desequilibrada debido a la disfunción de la pituitaria. Otras glándulas afectadas: linfáticas, maxilares, inguinales y glándulas mesentéricas.
Calcarea carb. ost.	Las glándulas, una influencia general.
Chinathus virginica	Patrón de diabetes y bazo – desorden en el páncreas y la pituitaria.
Calcarea iodata	Amígdalas y otras glándulas de la piel.
Curare	Un gran medicamento para la disminución de la hormona adrenalina de las glándulas

	suprarrenales para controlar otro mecanismo interdependiente.
Fucus vesiculosis	Tiroides – bocio (específico).
Fluoricum acidum	Tiroides.
Iodum	Glándulas hinchadas, hipertrofia de las glándulas linfáticas, hígado, bazo y páncreas – las glándulas endocrinas.
Hydrastis	Bocio de pubertad.
Iris versicolor	Un gran medicamento para la tiroides, páncreas y glándulas gastro-intestinales.
Kali carbonicum	Hipertiroidismo.
Kali mur.	Hinchazón glandular (un patrón general).
Kreosotum	Problemas climatéricos.
Mag carb.	Mujeres con problemas climatéricos.
Merc. iod. rub.	Hinchazón de la tiroides.
Natrum mur.	Tiroides, páncreas y glándula pituitaria.
Natrum phos.	Bocio y otras hinchazones glandulares.
Petroleum	Enfermedad de Addison
Phytolacca	Un remedio principal para las glándulas.
Scilla marítima	Diabetes insipidus – afecciones del páncreas y de la pituitaria.
Aurum met.	Induración de las glándulas endocrinas.

Nota: además de los remedios anteriores, los siguientes medicamentos son muy útiles en algunas disfunciones glandulares no endocrinas. Esta perturbación puede estar asociada con cualquier patrón glandular endocrino en la práctica, por lo tanto la siguiente lista es importante. El patrón sintomático debería mantenerse en mente.

Medicamentos	Patrón
Agraphis nutans	Adenoides y amigdalitis
Aurum tryph.	Glándulas maxilares.
Apis	Un gran medicamento linfático.
Aurum met.	Glándulas inguinales. Glándulas mamarias y parótidas.
Bacillinum	Glándulas bronquiales.
Bromine	Glándulas induradas.
Calcarea iodata	Glándulas de la piel y amígdalas.
Ceanothus	Afección del bazo.
Conium	Glándulas axilares.
Cistus canadensis	Una afección glandular general.
Dulcamara	Glándula inguinal.
Ferrum iod.	Hígado y bazo.
Kali hydriodicum	Nódulos, un medicamento linfático general.
Lapis alba	Glándula cervical con desequilibrios funcionales de la tiroides.
Merc. iodatum flavum, Merc. iodatum rubrum	Glándulas hinchadas con hinchazón de garganta.
Mercurio sol.	Glándulas hinchadas.
Malaria officinalis	Afecciones del bazo.
Pinus sylvestris	Glándulas hinchadas.
Rumex crispus	Agrandamiento de las glándulas linfáticas.
Sabel ser.	Glándulas mamarias.

Senna	Agrandamiento del hígado.
Silicea	Niño escrofuloso.
Succinicum acidum	Afecciones del bazo.
Urea	Glándulas agrandadas.
Kali bichromicum	Glándulas parótidas hinchadas.
Calcarea	Agrandamiento de las glándulas de la región del cuello.
Hepar sulph.	Inflamación de las glándulas axilares.
Scrophularia	Nodos en los senos.
Jug-r.	Agrandamientos en la axila y en las glándulas del cuello con hinchazón.

GLÁNDULA PITUITARIA

Hiperpituitarismo
A.C.T.H.
Cimicifuga

Hipopituitarismo
Pituitrin tiene una afección general de madurez.
Phytolacca
Amm carb.
Calc carb.
Thyroidinum
Acetic acid
Ambra grisea
A.C.T.H.
Arg met.

Alfa-alfa
Arsenicum
Phosphoric acid
Sulphur
Uranium nitricum
Causticum
Scilla maritima
Strophantus
Bryonia

(Arnica, Ruta, Hypericum, Rhus tox., Bellis, Symphytum y Calendula son los medicamentos que pueden ser más útiles en hipopituitarismo.)

GLÁNDULA TIROIDES

Hipertiroidismo

Adrenaline (sarcode mencionado anteriormente)

Belladonna

Bromine

Barium iod.

Merc iod.

Calc fluor

Lycopus virginicus

Spigelia

Ferrum iod.

Ferrum phos.

Iodum

Spongia
Hormona Ticotrópica
Thyroidinum
Lapis albus
Iodothyrine
Fucus vesiculosus
Calcarea iod.
Adonis vernalis
VAB
Penicillinum
Bacillus nº7
Hipotálamo
Lycopodium
Calcarea carb
Thuja
Hydrastis

Hipotiroidismo

Anacardium
Aethusa
Baryta carb.
Thalamus
Bufo
Penicillinum
Natrum mur.
Calcarea carb.
Arsenicum
Tuberculinum

Cortisona
RNA
Thyroidinum
Bacillus nº7
Hipotálamo
Histaminum
Penicillinum

GLÁNDULA SUPRARRENAL

Hiperfunción de la glándula suprarrenal

Thyroidinum
Iodothyrine
Adrenalina
Calcarea ars.
Ammon brom.

Hipofunción de la glándula suprarrenal

Adrenalina
Tuberculinum
Arsenicum
Arg nit.
Natrum mur.
Ant crudum
Nitric acid
Secale
Spongia
Thuja
Calcarea carb.

Iodine
Phosphorus
Ars iod.
Calcarea ars.
Silicea
Glándula suprarrenal
Napthoguinone
Para benzochinonum

GLÁNDULA PINEAL Y GLÁNDULA TIMO

Estas glándulas tienen desórdenes glandulares comunes. Puede haber algún adenoma o tumor en el lugar. La atrofia o distrofia de estas glándulas requiere de medicinas glandulares comunes

PÁNCREAS

Iris vers.	Iodum
Secale	Acetic acid
Ars alb.	Chinanthus
Thyroidinum	Acid phos.
Syzygium	Urn nit.
Arg nit.	Natrum mur.
Thuja	Arg met.
Carbo animalis	Cantharis
Carbo veg.	Arnica
Nux vomica	Graphites
Plumbum	Phosphorus

Taraxacum
Mercurius
Helleborus

Chionanthus
Helonias

GÓNADAS

Testículos	Ovarios
Apis mellifica	Apis
Argentum	Asafoetida
Iodine	Lilium
Kali brom.	Mag mur.
Kali hyd.	Natrum mur.
Mercurio	Platinum
Moschus	Sepia
Opium	Stramonium
Phosphorus	Lachesis
Pulsatilla	Kali carb.
Spongia	Kali brom.
Aurum	Cimicifuga
Helonias	Hamamelis
Thuja	Aurum
Ustilago	Graphites
Asafoetida	Cantharis
Cimicifuga	Conium
	Thuja
	Valerianum

ALGUNOS MEDICAMENTOS CLÁSICOS PARA LOS DESÓRDENES ENDOCRINOS

PROBLEMAS FEMENINOS DE GÓNADAS	PROBLEMAS MASCULINOS DE GÓNADAS
Problemas climatéricos	**Disminución de espermas**
Sulphur	Pituitaria
Pulsatilla	
Lachesis	
Calcarea carb.	
Sepia	
Camphora	
Amenorrea	**Testículos no descendidos**
Pulsatilla	Aur met nat.
Ferrum met.	Pituitaria anterior
Cyclamen	Thyroidinum
Castoreum	**Impotencia**
Lycopodium	Aegele folia
Mercurio	Damiana
Kali carb.	Phos acid
Selenium	Lycopodium
Dismenorrea	**Azoospermia**
Actea racemosa	Damiana
Viburnum opulus	Chininum sulph.
Lycopodium	Strychninum
Pulsatilla	iodium
Kreosotum	Conium
Lapis albus	

Sulphur

Calcarea carb.

Colocyntis

Platina

Phosphorus

Sepia

Mag carb.

Xanthoxylum

Esterilidad

Sepia

Baryta carb.

Aur mur nat.

Damiana

Menstruaciones escasas

Cyclamen

Graphites

Pulsatilla

Actea racemosa

Ferrum met.

Thuja

Pituitrin

Aletris f.

Platina

ALGUNOS MEDICAMENTOS CLÁSICOS PARA LOS DESÓRDENES ENDOCRINOS

Ninfomanía
Platina
Nux vomica
Gratiola
Murex
Caladium
Origanum

Menstruación prematura
Calc carb.
Calc phos.
Carbo veg.
Sabina

Menstruaciones profusas (menorragias)
China
Thlapsi bursa
Stramonium
Lachesis
Aletris farinose
Ambra grisea
Kreosotum
Sabina
Secale cor.
Ipecac.
Calc carb.
Vinca minor

Nota: El problema del crecimiento y el retraso mental en pediátricos tiene una respuesta específica a algunos remedios clásicos como Aethusa, Baryta carb., Borax, Carbo veg., Lach., Hyos., Natrum mur., Sepia, Stram., Helleborus y Aurum met.

Las afecciones endocrinas con adenoma o carcinoma o cualquier tipo de tumor requieren de medicamentos usuales que son utilizados en crecimientos benignos o malignos. Los medicamentos clásicos con los nosodes clásicos tienen un gran sentido de ayuda en cualquier crecimiento tumoroso. La cirugía no debería perderse de vista en caso de que la situación haya llegado a un punto trágico. ∎

CAPÍTULO 10

ALGUNOS MEDICAMENTOS NUEVOS, POCO COMUNES E HINDÚES PARA DESÓRDENES ENDOCRINOS

Algunos organoterápicos de origen endocrino	Específicos para	Algunas otras enfermedades
Timo		corea
Adrenalina		problemas capilares
Pituitaria		dificultad para concebir
Mamaria		mastitis
Pineal		exhaustividad
Paratiroides		cálculos renales
Hipotálamo		deseos de comida y agua
Tiroides		leucorrea
Testículos		eyaculación prematura
Ovarios		ovulación ausente
Páncreas		dolor en el pecho

La Materia Medica homeopática es un registro vivo de los síntomas humanos que pueden volverse realidad después de continuas verificaciones. El lenguaje vivo de la Materia Medica es un hospital completo para cualquier desorden.

No puede limitarse a ciertos remedios para ciertos desórdenes. Cualquier medicamento puede encajar para cualquier enfermedad si el lenguaje vivo de la sintomatología humana se ajusta con el lenguaje del medicamento. Aún así, ciertos medicamentos han sido considerados muy útiles en los desórdenes endocrinos; la lista se encuentra en las siguientes páginas.

La utilidad de estos medicamentos no confirma que patológicamente sean específicos para ciertos desórdenes endocrinos sino que el alma del medicamento se ajusta en el patrón de semejanza del desorden endocrino. Esta semejanza es la clave para la solución del medicamento homeopático. La semejanza es la homeopaticidad del medicamento, que trabaja en cualquier desorden endocrino. Algunos nosodes y sarcodes también son analizados en capítulos separados. Los nosodes y los sarcodes también se consideran medicamentos homeopáticos. Aquí en el presente capítulo enlistamos sólo los medicamentos homeopáticos clásicos que se conocen muy bien.

Los medicamentos clásicos son aquellos que no son conocidos por la mayoría de los practicantes del campo y además, han sido experimentado desde hace ya buen tiempo por los maestros de esta disciplina.

Los medicamentos enlistados aquí presentan un patrón general de aplicabilidad. La sintomatología completa puede señalar un medicamento diferente, pero como un todo, los siguientes medicamentos son muy útiles en desórdenes endocrinos, la experiencia lo ha demostrado así.

Aparte de la lista de los medicamentos clásicos, hay un estudio detallado de algunos remedios nuevos y poco comunes desde la perspectiva de la endocrinología. Los medicamentos clásicos no han sido descritos en detalle debido a que no resulta necesaria la duplicación de trabajos previos. Cualquier buena Materia Medica puede impartir conocimiento valioso sobre ellos.

Los medicamentos nuevos y poco comunes han sido descritos. Las medicinas nuevas se describen de acuerdo a la utilidad que se les ha encontrado en el plano endocrino. Los medicamentos poco comunes han sido descritos con el patrón clínico del desorden endocrino que tratan.

Los medicamentos poco comunes juegan un papel muy importante patológicamente. No cabe duda que una experimentación detallada de los medicamentos poco comunes debe llevarse a cabo para realizar avances en la ciencia homeopática. Actualmente, de manera muy lenta, se están utilizando medicamentos nuevos y poco comunes junto con los medicamentos ya clásicos, ésta es una prueba de su utilidad y eficacia.

ALGUNOS MEDICAMENTOS NUEVOS

AQUA MARINA

Ansiedad
Lentitud
Pensamientos lascivos
Debilidad

Patrón Endocrino De Perturbaciones
- Expectoración pesada
- Enfermedad de Basedow (hipertiroidismo)
- Enfermedad de Addison (hipotiroidismo)
- Hipoglucemia

Específico para patrones de glándulas endocrinas
1. Tiroides
2. Suprarrenales
3. Pituitaria

Nota: Con los síntomas de fatiga, piel seca y mucho frío Dextrumiacticum acidum es el medicamento más utilizado en Diabetes, y en el patrón de la enfermedad de Addison.

ARAREA IXOBOLA

Calambres en los músculos
Perturbaciones sicóticas
Hipersensibilidad en el olor y en el oído
Cefalea
Neuralgia

Patrón
Endocrino De
Perturbaciones
- Hinchazón del cuello
- Cara roja con palpitación
- Temblores
- Hipertiroidismo (enfermedad de Basedow)
- Tiroiditis (enfermedad de Hashimoto)
- Hipoparatiroidismo

Específico para patrones de glándulas endocrinas

1. Tiroides
2. Paratiroides

ARISTOLOCHIA CLEMATIS

Depresión
Desea vivir solo

Patrón
Endocrino De
Perturbaciones
- Síndrome hiperfoliculino
- Dismenorrea
- Amenorrea
- Oligomenorrea

Específico para patrones de glándulas endocrinas

1. Gónadas (ovarios)

ASARUM EUROPAEUM

Condiciones tuberculinas
Calambres
Estado depresivo
Euforia
Alucinaciones

Patrón Endocrino De Perturbaciones
- Patrón de enfermedad de Addison en estado tuberculino.

Específico para patrones de glándulas endocrinas

1. Suprarrenales

ATRAX ROBUSTUS

Debilidad general en todo el cuerpo
Vértigo
Debilidad en las extremidades

Patrón Endocrino De Perturbaciones
- Enfermedad de Basedow
- Exoftalmia

Específico para patrones de glándulas endocrinas

1. Tiroides

Nota: Caela zacatechichi es un remedio muy útil en patrones de hipotiroidismo. El paciente es agresivo.

ADLUMIA FUNGOSA

Características sicósicas con condiciones de hidropesía
Debilidad
Comete errores al escribir
Cefalea
Hinchazón de los párpados inferiores

Patrón
Endocrino De
Perturbaciones

- Pérdida de la libido
- Menstruaciones que se presentan antes de tiempo

Específico para patrones de glándulas endocrinas

1. Gónadas (ovarios)
2. Gónadas (testículos)

AGAVE TEQUILANA

Violento

Excitado

Astenia con mialgia

Cefalea que se alivia por la presión

El voltear la cabeza le produce dolor

Patrón
Endocrino De
Perturbaciones

- Impotencia
- Amenorrea

Específico para patrones de glándulas endocrinas

1. Pituitaria
2. Gónadas (ovarios y testículos)

ALLOXANUM

Se le olvidan eventos recientes

Comete errores al deletrear

Nerviosismo

Indiferencia

Pesadez de la cabeza cuando se despierta

Sequedad de las membranas mucosas

Sed

POCO COMUNES E HINDÚES PARA DESÓRDENES ENDOCRINOS 193

Patrón Endocrino De Perturbaciones
- Poliuria
- Emaciación
- Sed excesiva

Específico para patrones de glándulas endocrinas
1. Páncreas
2. Pituitaria

AMORPHOPHALLUS RIVIERI

Melancolía

Debilidad

Cefalea periódica, diurna y frontal

Diarrea exhaustiva

Leucorrea profusa

Patrón Endocrino De Perturbaciones
- Menstruaciones dolorosas
- Menstruaciones prolongadas
- Menorragia y metrorragia

Específico para patrones de glándulas endocrinas

1. Gónadas

ANHALONIUM LEWINII

Alucinaciones audiovisuales

Pérdida de la libido

Neuralgia facial

Patrón Endocrino De Perturbaciones
- Hipertiroidismo
- Enfermedad de Basedow (hiperfunción de la tiroides)

Específico para patrones de glándulas endocrinas

1. Tiroides

Nota: el medicamento DNA es también muy útil en hipertiroidismo, este medicamento muestra hipersensibilidad y cefalea. También es muy eficaz en retraso mental y afectivo (desórdenes de la glándula pituitaria).

CALCAREA FLUORICA

Emaciación
Induración de las glándulas
Bocio

Patrón Endocrino De Perturbaciones
- Congestión de la glándula tiroides
- Hinchazón de la tiroides
- Hiper o hipotiroidismo
- Enfermedad de Basedow
- Adenoma tóxico de la tiroides

Específico para patrones de glándulas endocrinas

1. Tiroides

Nota: Latrodectus mactans es un medicamento que resulta muy útil en hinchazón de la glándula tiroides.

CECROPIA MEXICANA

Un cuadro completo de diabetes mellitus como fatiga, orina, olor dulce de la orina, piernas pesadas, depresión, comezón.
Resulta muy eficaz para desórdenes pancráticos
Pesimista

POCO COMUNES E HINDÚES PARA DESÓRDENES ENDOCRINOS 195

Patrón Endocrino De Perturbaciones
- Diabetes sin sed

Específico para patrones de glándulas endocrinas
1. Páncreas

Nota: Cicuta virosa es el medicamento para patrones de diabetes. Es muy eficaz en disfunciones tiroideas. Por consiguiente, es útil en páncreas y glándula tiroides. Si hay un desorden tiroideo con diabetes e impotencia, es un excelente remedio.

Cynara scolymos
Vértigo
Violencia
Pensamientos eróticos
Obesidad

Patrón Endocrino De Perturbaciones
- Diabetes
- Poliuria
- Orina con olor pútrido

Específico para patrones de glándulas endocrinas
1. Páncreas

Nota: Un medicamento muy utilizado en el patrón de diabetes es Galinsoga parviflora. Es un remedio clínico para el patrón de diabetes insipidus.

KALI CARBONICUM

Melancolía
Hinchazón extrema
Sensibilidad al frío
Cefalea frontal

Pérdida de la confianza
Sueños malos
Dolores picantes

Patrón Endocrino De Perturbaciones
- Hinchazón de la glándula tiroides
- Oligomenorrea
- Menorragia

> **Específico para patrones de glándulas endocrinas**
> 1. Tiroides
> 2. Gónadas (ovarios)

Nota: Hedera helix es bueno para la oligomenorrea así como también para la enfermedad de Basedow. Hoitzia Coccinea es útil en menorragia. Las menstruaciones prolongadas pueden ayudarse con Indium metallicum, y además, Hipófisis posterior es utilizado para dismenorrea. Todos estos desórdenes pertenecen al patrón genital

COBALTUM NITRICUM

Debilidad
Palidez
Somnolencia
Cefalea frontal
Vértigo
Acidez estomacal

Patrón Endocrino De Perturbaciones:
- Impotencia – ausencia de la libido
- Azoospermia
- Esterilidad
- Metrorragia
- Problemas tiroideos

> **Específico para patrones de glándulas endocrinas**
> 1. Gónadas (testículos)
> 2. Gónadas (ovarios)
> 3. Tiroides

CORTICOIDES

Personas lentas e irritables
Depresión
Confusión
Cefalea
Sequedad de las membranas mucosas

Patrón Endocrino De Perturbaciones
- Edema
- Sequedad en la piel y en las membranas mucosas
- Pérdida de la libido
- Amenorrea
- Diabetes
- Síndrome de Cushing
- Enfermedad de Addison

Específico para patrones de glándulas endocrinas
1. Tiroides
2. Páncreas
3. Suprarrenales
4. Gónadas (ovarios y testículos)

Nota: Con fatiga y reacción lenta, Luffa operculata es un medicamento muy útil en la hipertrofia en glándula tiroides.

CHLORPROMAZINE

- Estado tuberculino
- Alucinaciones
- Cefalea
- Expresión facial fija sin emociones
- Problemas hepáticos

Patrón Endocrino De Perturbaciones
- Diabetes insipidus
- Poliuria
- Obesidad
- Hipoglucemia
- Síndrome adiposo-genital
- Enfermedad de Cushing

Específico para patrones de glándulas endocrinas
1. Páncreas
2. Tiroides
3. Suprarrenales

CYTISUS LABURNUM

Patrón
Endocrino De
Perturbaciones

- Depresión
- Irritación
- Alucinaciones
- Insomnio con delirio
- Nausea
- Calambres
- Enfermedad de Basedow (hipertiroidismo)

Específico para patrones de glándulas endocrinas

1. Tiroides

Nota: Con depresión, espasmos, ansiedad, nerviosismo e hipersensibilidad Magnesium sulphuricum es un medicamento que ha sido encontrado muy útil en perturbaciones de las funciones tiroideas. Bellis perennis es un buen remedio para la sensación de golpeado cuando hay oligomenorrea y metrorragia. Buthus australis es un buen medicamento para los problemas climatéricos de las mujeres. Histaminum hydrochloricum es muy bueno para aquellos pacientes con problemas de la glándula tiroides que no pueden seleccionar las palabras exactas para su comunicación.

LEVOMEPROMAZINE

Patrón
Endocrino De
Perturbaciones

- Depresión
- Pánico
- Hipostenia
- Pérdida del gusto por la vida
- Síntomas histéricos
- Llanto
- Deseo de hacer las cosas mal
- Fertilidad en mujeres
- Ninfomanía
- Impotencia en hombres

POCO COMUNES E HINDÚES PARA DESÓRDENES ENDOCRINOS

Específico para patrones de glándulas endocrinas

1. Gónadas (ovarios y testículos)

Nota: En los síntomas mentales anteriores Methysergide es un medicamento muy útil para la dismenorrea. En la sensación de doble personalidad en uno y menorragia durante la menopausia puede tratarse con otro remedio como Paronychia illecebrum.

MAJEPTIL

Sensación de pesadez en la cabeza
Confusión
Cefalea
Un gran sentimiento de desprendimiento de uno mismo

Patrón Endocrino De Perturbaciones:
- Funciones perturbadas de la pituitaria
- Tiroides y glándula adrenal perturbadas
- Amenorrea
- Menorragia
- Metrorragia
- Impotencia

Específico para patrones de glándulas endocrinas

1. Pituitaria
2. Tiroides
3. Suprarrenales
4. Gónadas (ovarios y testículos)

MAG MURIATICUM

Tendencias a llorar fácilmente
Depresión
Miedo
Confusión
Cefalea
Mialgia
Emaciación

Patrón Endocrino De Perturbaciones
- Glándula tiroides congestionada
- Hipertiroidismo
- Patrón de acromegalia

Específico para patrones de glándulas endocrinas

1. Tiroides
2. Pituitaria

Nota: Un patrón sintomático de gran debilidad, tendencia a llorar, tendencias suicidas, cefalea violenta junto con constricción y garganta hinchada dolorida y roja es encontrado en Naja. Puede ser muy útil en algunos padecimientos del patrón de desórdenes tiroideos. Esta medicina es también muy eficaz en patrones de dismenorrea e impotencia (disfunción de las gónadas). Nepenthes es otro medicamento con los síntomas mentales mencionados en la parte superior y con problemas de digestión que puede ser muy útil para hipertiroidismo y disfunción menstrual (gónadas). Menorragia, metrorragia y esterilidad también son síntomas que presenta Nepenthes. Onopordon acanthium es otro remedio en el que el paciente está hipersensible y siente insomnio y lentitud de las sensaciones motoras. Onopordon acanthium es muy utilizado en la constricción tiroidea y en el dolor.

PENICILLINUM

Frío
Estado febril

Patrón Endocrino De Perturbaciones
- Perturbaciones de la función tiroidea
- Hipertiroidismo
- Patrón de mixedema

Específico para patrones de glándulas endocrinas

1. Tiroides

POCO COMUNES E HINDÚES PARA DESÓRDENES ENDOCRINOS

Nota: Con los síntomas de irritación, ideas eróticas, pulso cardiaco acelerado, Sarothamnus scoparius es el medicamento que es muy útil en hinchazón excesiva de la glándula tiroides con concomitantes de emaciación, sueño inquieto como el patrón de la enfermedad de Basedow.

Pexid
Miedo a los eventos
Memoria débil
Olvida todo fácilmente
Cefalea
Inestabilidad nerviosa

Patrón Endocrino De Perturbaciones
- Diabetes mellitus
- Enfermedad de Addison

Específico para patrones de glándulas endocrinas
1. páncreas
2. glándulas suprarrenales

Nota: Con los síntomas de debilidad de memoria, depresión, congestión de la cabeza y de la cara, sueños eróticos, Rauwolfia sepentina es utilizado para la enfermedad de Basedow (hipertiroidismo), la enfermedad de Addison (glándula adrenal), impotencia masculina y problemas menstruales.

PLATINA

Fatiga
Tristeza
Alucinaciones sobre el tiempo

Patrón Endocrino De Perturbaciones
- Obesidad
- Cara abotagada
- Pulso rápido
- Sofocación
- Apariencia edematosa
- Astenia
- Digestión perturbada
- Calambres

COMPRENSIÓN DE LAS GLÁNDULAS

Específico para patrones de glándulas endocrinas
1. Tiroides
2. Suprarrenales
3. Paratiroides

RADIX ANGELICA SINENSIS

Euforia
Inquietud
Dolor articular

Patrón Endocrino De Perturbaciones
- Sensación de sofocación tiroidea
- Constricción en la región de la glándula tiroides
- Oligomenorrea
- Amenorrea
- Libido perturbada en mujeres
- Problemas de menopausia

Específico para patrones de glándulas endocrinas
1. Tiroides
2. Gónadas (ovarios)

RESERPINE

Debilidad
Lentitud psicomotora
Astenia Tendencia al suicidio

Patrón Endocrino De Perturbaciones
- Galactorrea
- Patrón de diabetes mellitus
- Impotencia
- Ginecomastia
- Amenorrea

POCO COMUNES E HINDÚES PARA DESÓRDENES ENDOCRINOS 203

Específico para patrones de glándulas endocrinas
1. Pituitaria
2. Páncreas
3. Gónadas (ovarios y testículos)

SULFANILAMIDE

Patrón Endocrino De Perturbaciones
- Perturbación en la coordinación de ideas
- Fatiga
- Problemas audiovisuales
- Estado febril
- Calambres
- Bocio
- Mixedema
- Enfermedad de Simmond
- Enfermedad de Addison
- Síndrome de Sheehan (desorden de la glándula pituitaria)
- Infantilismo (crecimiento retardado)
- Patrón de hipoglucemia

Específico para patrones de glándulas endocrinas
1: Tiroides
2. Suprarrenales
3. Pituitaria

Nota: Es un medicamento muy útil para los patrones hiper o hipo de la glándula tiroides. De la misma manera con los síntomas de emaciación. Ansiedad y periodicidad son las características más marcadas de esta enfermedad. Thallium metallicum es muy útil también en la disfunción de la glándula tiroides ya sea en hipertiroidismo y diabetes (perturbación del páncreas e hiperglucemia).

ALGUNOS OTROS NUEVOS REMEDIOS

Presentamos una breve lista de algunos nuevos medicamentos que han sido verificados repetidamente en el tratamiento de los desórdenes endocrinos. Los medicamentos son útiles en el patrón clínico "semejante".

Arsenicum bromatum es un viejo medicamento para el patrón de la diabetes mellitus y de la diabetes insipidus. También es útil para el patrón de la pituitaria y del páncreas.

Argentum metallicum es un viejo remedio que es útil para los calambres musculares. La laringitis crónica, la faringitis y la hipocondriasis son algunos concomitantes clínicos comunes. Se utiliza también en diabetes insipidus.

Acidum aceticum es un medicamento que es totalmente eficaz para el patrón de diabetes insipidus.

Atropinum es un nuevo remedio que es útil en transpiración profusa y pulso pesado. Útil para la enfermedad de Grave o el patrón de la enfermedad de Basedow.

Furniculus umbilicalis suis es un medicamento eficaz para la distrofia adiposo-genital.

Glicerina es el medicamento para el patrón de sequedad de perturbación tiroidea y el patrón de diabetes mellitus así como para la menstruación profusa.

Guatteria guameria es un buen remedio para la perturbación del páncreas con disfunción hepática y biliar.

Hydrochinon es el medicamento específico para el síntoma de la adiposidad en niños con órganos sexuales no desarrollados.

Lapis albus es un medicamento muy útil para el bocio.

Lycopus virginicus es útil para el bocio tóxico, el hipertiroidismo y la hiperfunción pituitaria.

Napthoquinone es el medicamento para las funciones de la glándula suprarrenales.

Para benzochinonum es el medicamento para la enfermedad de Addison (hipofunción de la glándula suprarrenal) y la función perturbada de la glándula suprarrenal.

R.N.A. es el remedio para el hipotiroidismo.

Rajania subsamarata es útil para la hinchazón de garganta y del área de la glándula parótida. Algunos otros síntomas clave son: insensibilidad, pérdida de los sentidos, hipertermia. La causa de infección puede estar asociada con estos síntomas.

ALGUNOS MEDICAMENTOS POCO COMUNES

La siguiente es una lista específica de algunos medicamentos que son útiles en el patrón clínico que corresponde a la glándula endocrina.

Medicamento	patrón clínico de enfermedad endocrina	Glándula endocrina
1. Abel moschus	enfermedad de Adisson	glándula suprarrenal
2. Adelheid aqua	bocio, problemas escrofulosos, glándulas agrandadas.	glándula tiroides y otras

COMPRENSIÓN DE LAS GLÁNDULAS

Medicamento	patrón clínico de enfermedad endocrina	Glándula endocrina
3. Anantherum muriaticum	inflamaciones glandulares	adenoma glandular
4. Antipyrinum	enfermedad de Basedow	tiroides
5. Apiolum	problemas menstruales	gónadas
6. Arsenicum iod.	enfermedad de Basedow	tiroides
7. Aconitum lycoctonum	hinchazón de glándulas enfermedad de Hodgkin	glándulas endocrinas y linfáticas
8. Argentum iod.	afecciones glandulares	
9. Aristolochia clematis	amenorrea dismenorrea menopausia	gónadas
10. Aurum mur natronatum	testículos no descendidos tumores ováricos	gónadas
11. Baryta mur	subdesarrollo mental y físico	glándula pituitaria
12. Calcarea silico fluoride	cretinismo, bocio agrandamiento glandular	pituitaria, tiroides y otras glándulas endocrinas
13. Cynara scolymos	diabetes	páncreas y pituitaria
14. Dastica cannabina	diabetes	páncreas y pituitaria
15. Cistus canadensis	malignidad en la región	tiroides y otras de la garganta glándulas endocrinas
16. Clematis erecta	testículos	gónadas

POCO COMUNES E HINDÚES PARA DESÓRDENES ENDOCRINOS

Medicamento	patrón clínico de enfermedad endocrina	Glándula endocrina
17. Duboisia myoporoides	bocio exoftálmico	gónadas
18. Digitalinum	afección exoftálmica	tiroides
19. Draba verna	inmunidad general	timo
20. Ephedera vulgaris	bocio, dolor del bazo linfáticas	glándulas tiroides
21. Ferrum arsenicum	agrandamiento del hígado y del bazo	glándulas linfáticas
22. Ferrum iod.	bocio exoftálmico otros agrandamientos glandulares	tiroides y otras glándulas
23. Ferrum sulph.	enfermedad de Basedow	tiroides
24. Fucus vesiculosus	bocio no tóxico agrandamiento tiroideo	tiroides
25. Glycogenum	hipoglucemia	pituitaria
26. Helonias dioica	diabetes mellitus diabetes insipidus supresión menstrual	páncreas pituitaria gónadas
27. Harungana	problemas pancreáticos	páncreas
28. Helianthus	diabetes insipidus	pituitaria poliuria
29. Helleborus foetidus	agrandamientos glandulares	glándulas
30. Inula	diabetes	pituitaria, páncreas
31. Iris vers.	efecto especial en la tiroides, páncreas y tracto gástrico	tiroides, páncreas
32. Jaborandi	apariencia exoftálmica	tiroides
33. Iodum	hiperfunción de la glándula tiroides	tiroides

COMPRENSIÓN DE LAS GLÁNDULAS

Medicamento	patrón clínico de enfermedad endocrina	Glándula endocrina
34. Lecitina	patrón de crecimiento, impotencia, debilidad	pituitaria
35. Luffa amara	bazo agrandado	glándula linfática
36. Mancinella	perturbaciones fisiológicas en la menopausia	asociado con problemas ováricos
37. Medusa	patrón de cara hinchada como en mixedema	tiroides
38. Mercurius precipitauts albus	enanismo	pituitaria
39. Natrum mur	hipertiroidismo, bocio enfermedad de Addison diabetes	tiroides, adrenal páncreas
40. Oleum morrhuae	enfermedad pancreática	páncreas
41. Phascolus nanus	azúcar en la orina	páncreas
42. Palladium	desórdenes ováricos	gónadas
43. Pilocarpinum	enfermedad de Basedow	tiroides
44. Piscidia	menstruaciones irregulares	gónadas
45. Phloridzinum	diabetes	páncreas
46. Plumbum iod.	agrandamiento glandular	glándulas endocrinas y otras
47. Resina laricis	diabetes	páncreas, pituitaria

POCO COMUNES E HINDÚES PARA DESÓRDENES ENDOCRINOS

Medicamento	patrón clínico de enfermedad endocrina	Glándula endocrina
48. Rubia tinctorium	afecciones del bazo	glándulas linfáticas
49. Scrophularia	agrandamiento glandular	glándulas afectadas
50. Strophanthus hispidus	bocio exoftálmico	tiroides
51. Solanum oleraceum	agrandamiento glandular	glándulas afectadas
52. Thyreostimuline	aumenta la ingesta de yodo, ayuda en el bocio	tiroides
53. Lycopus virginicu Natrum chlorat. Atropinum (una buena combinación puede trabajar mejor)	tirotoxicosis patrón de tiroides útil en enfermedad de Basedow y en la enfermedad de Grave	tiroides
54. Glandulae thymi Pituitaria, Thyroidinum, Testículos Ovarios, Glandulae adrenalis	equilibra el sistema endocrino internamente	todo el sistema endocrino

Todas las medicinas de origen glandular endocrino si se preparan homeopáticamente y entonces se mezclan de acuerdo a la farmacopea homeopática, los resultados muestran que trabajan para un equilibrio general de las glándulas endocrinas. La teoría de la signatura y la teoría del drenaje trabajan para una mejor homeostasis. Estos medicamentos estimulan las glándulas endocrinas para un mejor funcionamiento.

ALGUNOS REMEDIOS HINDÚES

Estas son algunas medicinas que han sido consideradas útiles en el patrón semejante de desórdenes endocrinos. Los siguientes remedios se prescriben generalmente en potencia baja o incluso en tintura madre. Cualquier enfermedad endocrina puede ayudarse si el medicamento es útil para el patrón clínico semejante. El patrón de enfermedad endocrina se escribe a un lado.

Medicamentos	Patrón clínico
1. Abroma augusta	diabetes (mellitus e insipidus) amenorrea, dismenorrea, impotencia. **patrón glandular** páncreas, pituitaria, gónadas
2. Abroma radix	menstruaciones irregulares, dismenorrea **patrón glandular** gónadas

Nota: para la metrorragia algunos medicamentos como Ficus indicus y

Ficus religiosa son muy útiles. Estos remedios también son útiles para menorragia.

3. Aegle folia	impotencia masculina **patrón glandular** gónadas

POCO COMUNES E HINDÚES PARA DESÓRDENES ENDOCRINOS 211

Nota: algunos otros remedios para el patrón de impotencia son: **Atista Indica, Damiana** e **Hydrocotyle asiatica.**

4. Amoora rohitaka — agrandamiento de cualquier glándula. Agradamiento linfático de las glándulas.

5. Carica papaya — agrandamiento de las glándulas linfáticas (hígado y bazo)

Nota: Luffa amara es útil para el agrandamiento del bazo.

6. Cephalandra indica — diabetes mellitus, diabetes insipidus.

   patrón glandular
   páncreas, pituitaria

Nota: Gymnema sylvestra es un medicamento muy bueno para el patrón de diabetes mellitus

7. Jonosia asoka — problemas menstruales femeninos

   patrón glandular
   gónadas. ∎

CAPÍTULO 11

POTENCIA CINCUENTA MILESIMAL Y ENDOCRINOLOGÍA

Thyroidum, Iodum, Fucus vesiculosus, Spongia, Ovarios, Corpus luteum, Merc., Ova tosta, Lycopus verg., Sulphur, Pancreatinum, Adrenalis subs., Phytolacca, Belladonna, Thuja y Phosphorus cubren casi toda la sintomatología de los desórdenes de las gónadas y los problemas climatéricos. Esta es una delimitación general para mejor selección de los desórdenes ováricos.

La ciencia de similia tiene el principio cardinal de la potenciación. Sin potenciación de los medicamentos la homeopatía no es nada. Cuando un medicamento es potentizado de acuerdo a la farmacopea homeopática, el poder inherente interno del medicamento particular es despertado en forma electromagnética. La energía medicamentosa que es un desdoblamiento de la energía atómica del medicamento particular trabaja en el estilo del patrón de la menor susceptibilidad más vulnerable. Los desórdenes endocrinos que tienen su origen en algunas áreas más altas del sistema psicosomático o de la conciencia humana conduce a los remedios homeopáticos en un estilo más cómodo y placentero. Esto no es un veredicto teórico sino una explicación práctica del proceso de tratamiento endocrino de los homeópatas del oeste. La homeostasis interna del cuerpo humano depende del trabajo de las hormonas. Las glándulas endocrinas afectan otras glándulas y al sistema fisiológico, por tanto, afectar las glándulas endocrinas a través del medicamento homeopático no es tan fácil como pudiera parecer. Así como los desórdenes endocrinos trabajan sutilmente, así también debe trabajar el medicamento homeopático.

El plan vital misterioso que se perturba en los desórdenes endocrinos puede verificarse perfectamente y ser tratado por medio de potencias LM, es decir escala cincuenta milesimal. La cincuenta milesimal es el nivel micro de la potenciación. Aunque las escalas tradicionales son los estándares de la micro potenciación, la escala de potencia LM va más profundamente que las otras dos. Las evidencias históricas fuertes muestran que los problemas de curación rápida, suave y permanente son los puntos principales que conciernen a los homeópatas dentro de la quinta edición del Organon. La sexta edición del Organon resolvió el problema anterior introduciendo una nueva escala de potencias. Esta es la escala de potenciación que tiene un radio de 1: 50,000 en comparación con la escala centesimal (1: 100) y con la escala decimal (1: 10). La escala de potencia 1: 50,000 es conocida como la escala cincuenta milesimal (escala LM). Esta potencia no sólo ha resuelto los problemas de eficacia en la selección de la potencia o potencias, sino que también allanaron el camino que Samuel Hahnemann buscaba en el parágrafo uno y dos del Organon en cuanto a cualquier desorden.

Los desórdenes endocrinos son muy sensibles. Hay una

necesidad urgente. El problema de selección de la potencia adecuada es un problema mayor en las enfermedades endocrinas que en otras enfermedades. La razón es que los desórdenes endocrinos son mucho más complejos y están ligados energéticamente con otros, así la potencia se necesita en dicha situación que puede alcanzar las capas profundas del problema. En la escala centesimal sólo diez sucusiones fuertes son necesarias, mientras que en la escala cincuenta milesimal deben darse 100 sucusiones fuertes a la tintura madre del remedio. Esta excitación ayuda mucho a la energía cinética del remedio y al poder de penetración del mismo.

Teniendo siempre en mente los desórdenes endocrinos, los beneficios de esta escala son los siguientes:

1. La más perfecta de todas
2. Llega a todos los órganos y sistemas perturbados de una manera curativa.
3. La "agravación" que algunas veces se observa en la escala centesimal, en acción secundaria, está casi ausente en la escala LM, por tanto, es una escala de potencia mucho más segura.
4. Esta escala descubre el poder intrínseco de la medicina con el potencial completo, además de un beneficio adicional de acción suave.
5. Puede repetirse por un largo periodo sin provocar ningún daño. Otras potencias no pueden repetirse frecuentemente.
6. Esta escala de potencia va de la dinamización más baja a la más alta (0/1 a 0/30) en un estilo sistemático, no hay un salto de potencias como es el caso de otras escalas, por consiguiente, es más científica y puede encerrar el caso científicamente paso a paso, cuando se administra el simillimum bien seleccionado.

7. Las dosis repetidas del medicamento, por una parte, penetran profundamente en las capas de los desequilibrios miasmáticos, por otra parte, acortan el curso de la enfermedad sin ninguna violación de los límites seguros requeridos para una curación rápida, suave y permanente.

8. En casos hipersensibles y terminales, las potencias LM pueden utilizarse con gran seguridad.

9. Los desórdenes endocrinos desean un signo micro pero muy fuerte del medicamento para reactivar la fuerza vital. Esta facilidad está disponible en la potencia LM.

10. Se ha observado que algunos medicamentos son mucho mejores y más eficientes en esta escala; además, los factores tóxicos de algunos medicamentos han sido transformados muy efectivamente en la escala LM.

11. No se necesita tomar en consideración la relación del medicamento tan minuciosamente como en otras escalas.

La eficacia de la potencia cincuenta milesimal en los desórdenes endocrinos puede verse muy claramente tal como se ha señalado en la parte superior.

La potencia homeopática LM va al nivel más profundo y por consiguiente, actúa sobre los objetivos endocrinos de manera más suave y efectiva. Los desórdenes endocrinos tienen un nivel profundo de fuerza vital perturbada, hasta dicho nivel la potencia LM es capaz de penetrar.

El médico hindú Dr. R. P. Patel ha probado que varios casos de agrandamientos tiroideos fueron tratados por él de manera muy exitosa y en un caso de desorden endocrino, obtuvo resultados muy favorables en un periodo de nueve meses, dicho caso requería de la cirugía para salvar al paciente.

El Dr. R. P. Patel ha curado muchos casos de disfunción endocrina mediante las potencias LM. Los casos de tiroides, diabetes, dismenorrea, esterilidad, menorragia, tiroitoxicosis de origen endocrino y algunos otros casos de glándulas como desórdenes hepáticos, enfermedad de Hodgkin, debilidad sexual, etc. han sido tratados exitosamente por la potencia LM.

Siempre debemos tener en mente que si el caso comienza con una potencia LM debe comenzarse con una potencia 0/3 ó 0/6 y además de esto, el médico no debería mezclar o utilizar cualquier otra escala de potenciación cuando la escala de potencia LM ha sido utilizada en desórdenes endocrinos. Uno como homeópata no debería saltar abruptamente en la escala de potencias LM, sino que debe moverse en una dirección más alta paso a paso.

Además de los beneficios ya mencionados que se pueden encontrar en el tratamiento de desorden endocrino por medio de potencia LM, algunos otros puntos para un mejor tratamiento endocrinológico son los siguientes:

1. Como la escala de potencias LM no interfiere con las actividades fisiológicas funcionales de las glándulas endocrinas, por tanto, actúan de la manera más silenciosa. Su papel se vuelve el de ser un curador silencioso que mantiene o mejora el sistema endocrino sin crear perturbaciones posteriores o complicaciones.

2. La escala de potencia cincuenta milesimal trabaja mejor para los síntomas mentales. Si ha habido prominencia de algunos mentales, la escala LM puede presentar algunos resultados sorprendentes en desórdenes endocrinos.

3. El remedio en potencia LM toca cada esfera del sistema

endocrino por virtud de su estilo de trabajo, por consiguiente, es más suave y efectivo.

Todos los homeópatas deberíamos intentar trabajar con esta escala de potencia en los desórdenes endocrinos para obtener mejores resultados. Esto no quiere decir que las escalas tradicionales no funcionen a un nivel satisfactorio, sino que el uso de esta escala de potencia puede brindar mejores resultados en un periodo de tiempo menor en comparación con otras escalas. ∎

CAPÍTULO 12

ALGUNAS ILUSTRACIONES

Siempre recordemos:
Si la felicidad interna aumenta
Si el sueño aumenta
Si la digestión aumenta
Si la excreción es adecuada
Cuando hay cualquier desorden, el medicamento administrado es el simillimum correcto.

La regla anterior es la introductora de la homeostasis interna en desórdenes endocrinos para un mejor estado.

Algunas ilustraciones del tratamiento de desórdenes endocrinos de la glándula tiroides se han presentado aquí de registros auténticos. Los siguientes ejemplos muestran el método práctico de diferentes maestros de homeopatía en desórdenes endocrinos. En esta sección sólo incluí desórdenes de la glándula tiroides. Los siguientes ejemplos muestran el patrón de diseño de los desórdenes endocrinos.

CASOS DE BOCIO EXOFTÁLMICO

1. Un caso reportado por el Dr. Sarabhai

"La señora G.S.B. de 48 años de edad, casada a los 24 años, madre de cuatro niños, tres de ellos vivos; su hijo más joven con nueve años, ha estado enferma desde hace tres años. Bocio exoftálmico. Reporta que es muy sensible al calor, defeca todos los días, solía tener diarrea después de una comida muy basta. La última menstruación fue en la primavera. Cesó cada año por espacio de tres meses en verano. Profusa, dolorosa el primer y el último días. Debilidad hasta el siguiente periodo. No presenta oleadas de calor, ni sed, pero bebe bastante agua, no muy fría. Es cariñosa. Ha empezado a sentir somnolencia pero no es mucha ahora. Nunca ha sido fuerte, siempre se encuentra cansada. No presenta problemas hereditarios. Disfruta la vida intensamente. Cefaleas severas que se extienden a los ojos; actualmente ya no. Debilidad en los músculos. Pequeñas heridas que sangran mucho. Desea comida caliente. Agrava en un cuarto templado. Debe tener aire fresco. Desea hacer las cosas aprisa y desea que los otros se apresuren. Sensible mentalmente. No puede pensar en el verano: debilidad, depresión durante todo el verano. En invierno está contenta. Usa sólo ropa clara para el día o la noche. Agrava por el ejercicio mental o físico. Diarrea por comer fruta: duraznos, naranjas, manzanas, plátanos. Le gusta lo dulce y lo agrio. Le gusta la comida salada. Aversión a los huevos. Actividad de la mente. Piensa en eventos pasados desagradables. Sensible al ruido. Ansiedad o miedo cuando está lejos de casa. Tiene sueños vívidos. Dolor agudo en el ovario izquierdo mientras se pone de pie. Depresión. Necesita dormir mucho. Siempre agrava cuando habla de sus síntomas. Pulso 140. Declarada incurable por su médico alópata. Lyc 1M fue administrado en dos ocasiones a largos intervalos, seguido del mismo a la 10M, dos dosis a largos intervalos, luego 50 M, dos dosis a largos intervalos, CM, dos dosis también a largos intervalos, entonces las series se repitieron, comenzando con 1M.

Esto sucedió hace ya muchos años y la paciente sigue bastante bien; el tamaño del cuello es normal; el corazón normal y no hay protuberancias en los ojos.

La paciente estuvo bajo tratamiento por quince meses."

(Extraído de las reminiscencias del Dr. Sarabhai, de la Fundación de investigación Sarabhai, Mumbai.)

Comentarios: este caso muestra una ascendencia jerárquica de la potencia centesimal en la fuerza vital perturbada y el mismo patrón se repitió para ofrecer energía extra y equilibrio del medicamento a la fuerza vital perturbada. El cuadro clínico del caso anterior es un cuadro que se ajusta perfectamente al patrón de Lycopodium.

2. Un caso reportado por el Dr. S. S. Vithal

"Estoy citando un caso de una bella estudiante de 23 años de edad de Ludhiana, que fue traída a mí para el tratamiento de una rinitis alérgica recurrente junto con bronquitis. También era paciente crónica de hipertiroidismo, por lo que tomó Eltroxin diariamente. Tomé su caso completo; los síntomas importantes fueron:

Estornudos (50 – 100 veces) diarias < en verano, cambio de clima desde los últimos 2 ó 3 años.

Disnea al caminar, caminar rápido o ascender.

Gana peso regularmente aunque no toma ninguna comida frita ni grasosa.

Los ojos saltados un poco hacia fuera. Conjuntivitis. Se

pone gotas antialérgicas en los ojos. Función menstrual anormal, escasa, retrasada. Su médico familiar le había sugerido no casarse.

Es sensible al frío. Desea viajar, le gustan mucho los animales, las mascotas especialmente, también le gusta manejar rápido. Le gustan las frutas, los dulces y las cosas frías. Presenta hipotiroidismo.

Le prescribí Tuberculinum 200 en marzo de 1997 para seguir con Rubrum. Para mi sorpresa su hipertiroidismo gradualmente se volvió normal llevando también su situación menstrual a la normalidad, así como su bronquitis y su rinitis. Al final de noviembre de 1998 se le aplicaron algunos exámenes uterinos mostrando que su desarrollo era normal. Le sugerí a la paciente que podía casarse. Se casó en diciembre de 1998 y está viviendo en Shimla ahora con un bebé varón. De esta forma, podemos apreciar un milagro del sistema clásico. Si uno sigue los principios cardinales de esta gran ciencia, podemos curar cada caso perfecta y permanentemente."

Extraído del Advent of Homeopathy de Oct/Dic 2000. Delhi, artículo del Dr. S. S. Vithal.

Comentarios: este caso muestra el cuadro claro de Tuberculinum. La eficacia del nosode en este caso muestra que toda la constitución de la paciente es corregida. La perturbación miasmática no sólo produce alguna normalidad regional específica sino también perturbaciones funcionales.

La enfermedad y su nomenclatura particular de acuerdo al sistema alopático no es tan importante como la sintomatología constitucional completa de cualquier paciente en homeopatía. Un verdadero semejante no sólo corregirá los problemas endocrinos sino también otros padecimientos.

Los nosodes siempre se administran en potencias altas. La 200 C no es una potencia baja. El síntoma característico de Tuberculinum ha sido el síntoma clave para que el médico haya actuado correctamente. Este caso es ciertamente un ejemplo del patrón 1 del nivel 1 como se describe en este libro.

3. Un caso reportado por el Dr. M. T. Santwani

"Uno de mis amigos homeópatas una vez me consultó por su hija de 14 años que padecía bocio. Era de complexión mediana, rubia y sensible. Estaba conciente de su problema en cuello. Debido al bocio y a otros síntomas, mi amigo había tratado ya medicamentos como Spongia, Iodium, Thyroidinum, etc. sin ningún efecto tangible. Algunos de los síntomas importantes que resaltaron en mi entrevista fueron:

(a) Gran depresión

(b) Frecuentemente, iba a su cuarto y lloraba sola

(c) Algunas veces se volvía inconsolable; de hecho, el consuelo la agravaba, y

(d) Estornudos violentos en cuanto dejaba la cama en la mañana.

Prescribí Nat mur. 1M por los síntomas mentales; de hecho, el medicamento cubría el caso completo. Después de casi 3 meses, hubo gran reducción en el tamaño de la glándula tiroides y se presentó un cambio marcado en su temperamento.

Su problema de estornudos también se mejoró en gran medida. Hubo un ligero regreso de los síntomas lo cual exigió que el mismo medicamento se administrara a la 10M para curarla definitivamente. También se le recomendó una dieta pertinente a la paciente. Ya que el medicamento era un fuerte antipsórico curó su mala asimilación de yodo, la cual es necesaria para la enzima tiroxina."

(Extraído de las enfermedades comunes de los niños y su tratamiento homeopático por el Dr. M.T. Santwani, B. Jain Publishers, Nueva Delhi.)

Comentarios: el caso anterior muestra la importancia de los mentales. Los síntomas de la fuerza vital que son proyectados en la mente son bien verificados aquí. El médico fue motivado por un método clásico. Este caso también muestra que los medicamentos específicos pueden no ser tan efectivos en algunos casos, y es que el medicamento bien seleccionado en la teoría clásica de la homeopatía nunca perderá la batalla. Es también un ejemplo del patrón 1 nivel 1 de diseño del remedio.

4. Un caso de bocio nodular por el Dr. A. C. Dutta

"Paciente : BRG

Sexo : masculino

Edad : 42 años

Ocupación : servicio

Dirección : Bhulan Baratee (CVL)

Primera visita : agosto 8, 1989

Desde hace 30 años el paciente siente un pequeño nódulo en la región inferior de la garganta. Desde octubre de 1988 hay una sensación definida de hinchazón. Un pequeño nódulo se extiende de la región tiroidea derecha.

Un médico alópata lo diagnosticó Bocio

ESR : 66 mm/hr.

Nivel de azúcar en la sangre : 112 mg/ 100 ml
Rayos X : Normal
Orina : Normal

Tratamiento alopático administrado: inyección de yodo (1 cada 21 días)

No presentó mejoría.

Sugerencias: operación quirúrgica, aunque no se garantiza nada.

El paciente tiene la esperanza de ser curado por medios homeopáticos.

Afección de bocio:

El bocio es la hipertrofia de la glándula tiroides. La causa de la enfermedad es altamente desconocida. La deficiencia de yodo se sugiere generalmente. Es muy frecuente en mujeres adolescentes.

Hay evidencia de actividad de las enzimas genéticamente determinada que se vuelve limitada y compensada.

El establecimiento es gradual. En la etapa temprana usualmente no hay síntomas excepto el agrandamiento gradual de la tiroides. El incremento nodular y de tamaño puede causar síntomas opresivos. Generalmente, toma la forma crónica, desarrollándose por años.

Es fatal sólo en caso de malignidad. La degeneración destructiva se presenta sólo en un dos por ciento. El bocio nodular a la mitad de la vida puede progresar hasta volverse bocio tóxico en la sexta o séptima década.

Régimen: se restringe la calabacita y otros alimentos que pueden inhibir la síntesis hormonal.

Tratamiento alopático: administración de yodo, Tiroxina, que puede tener erupción en la piel, artralgia o artritis como reacciones colaterales. La remoción quirúrgica se vuelve esencial en caso de malignidad.

Las medicinas homeopáticas comunes son: Spongia tosta, Iodum, Phytolacca, Graphites, Lycopodium, Bromium, Fluoric acid, Lapis albus.

Detalles en la historia del caso:

Síntomas primarios y predominantes

Hinchazón nodular en la región de la tiroides, con constitución delgada (Iod.)

Sensación de opresión, agrava al comer y mejora con el estómago vacío (Iod.)

Pérdida de la fuerza, con sensación de disnea, especialmente por ejercicio (Iod.)

Síntomas secundarios y asociados

Mucha sed, sin sensación de sequedad (Iod.) paciente caliente. No puede soportar el calor del sol o el calor de cualquier tipo (Iod.)

Desea aire libre, sensación de sofocación en cuartos cerrados, desea que lo abaniquen a toda velocidad (Carbo veg., Sulph., Tub., Iod.)

Historia pasada y familiar: la madre también padeció el mismo problema. Se le dio una dieta a la edad de 60 años.

Tratamiento homeopático

Agosto 8, 1989: se le administraron dos dosis de Nux vomica 30 y se le pidió que se reportara en 7 días.

Agosto 15, 1989: una dosis de Sulphur 30 en polvo con placebo durante un mes.

Septiembre 15, 1989: no hay mejoría. El crecimiento nodular parece haberse incrementado.

Iodium 200 una dosis en polvo y placebo por un mes.

Octubre 15, 1989: parece haber un crecimiento del nódulo. No se le administra medicina. Placebo por un mes.

Noviembre 15, 1989: mejoría definitiva. Crecimiento del nódulo reducido ligeramente.

No se le administra medicina. Placebo por dos meses.

Después, el paciente nunca se reporta. Sólo podemos pensar en una cura completa si la medicina no fue perturbada por otros medios."

Extraído de Homeopatía: Una Sistematización de Registros de Casos por el Dr. A. C. Dutta – B. Jain Publishers, Nueva Delhi.

Comentarios: este caso muestra la eficacia del método clásico de homeopatía para desórdenes endocrinos. Los medicamentos clásicos han causado una gran cura en este caso. Si el tratamiento hubiera continuado, habríamos encontrado mucho mejores resultado de seguro. Es un buen ejemplo del patrón 2 nivel 1 del diseño medicamentoso.

5. Un caso reportado por el Dr. R.P. Patel

Nombre B., Edad: 21 años, Sexo: femenino

9.10.58: Agrandamiento de la tiroides con síntomas opresivos. Ojos prominentes. Ronquera. Dolor en el cuello mientras mueve la cabeza de un lado a otro. Agrava la dificultad para respirar. Se le sugirió que se operara por el profesor del colegio médico.

Le gustan las cosas saladas y ácidas. El verano agrava el problema. El calor la agrava.

Pulso 120/70

Historia: frecuencia de ataques de resfriados

Cefaleas frecuentes

Amigdalitis con dolor de garganta

Vacunas cuatro veces.

Historia familiar: las hermanas tienen tiroides agrandada. La madre también padeció el mismo problema

Tratamiento: todos los tónicos, tabletas y tratamientos ayurvédicos.

Prescripción: Natrum mur 0/30 una dosis

1.11.58: No hay cambios. Presentó un ataque de resfriado sin fiebre. Se le administró Spongia 200/1 (Spongia se prepara ahora en escala cincuenta milesimal).

20.12.58: Se siente ligeramente mejor. Dificultad para respirar dosis de 200/1.

7.2.59: Comezón en el cuerpo. Tiene comezón sobre todo el cuerpo después de la vacuna. Thuja 0/30 dos dosis cada seis días.

24.2.59: Se siente mejor. No hay comezón. Mayor reducción en la hinchazón de la glándula. Spongia 200/1 una dosis.

13.4.59: Glandularmente no hay cambios. Siente hambre. Vértigo algunas veces. Iodium 0/30 seis dosis cada tres días.

1.5.59: Se siente mejor, mayor reducción en la glándula. No tiene dificultades para respirar o dolor en el cuello. Iodium 0/30 cuatro dosis en intervalos de ocho días.

9.6.59: Se siente mejor. Ataque de resfriado, siente incomodidad en el abdomen, en la mañana. Sulphur 0/30 cuatro dosis en intervalos de ocho días.

4.7.59: Tiroides mucho más reducida. Se siente mejor. Iodium 0/30 polvos tres dosis en intervalos de ocho días.

10.8.59: Cefalea ligera. No hay dolor en el cuello. Tiroides reducida. Iodium 0/30 tres dosis en intervalos de ocho días.

5.9.59: Tiroides mucho más reducida. Está fácilmente irritable. Sepia 0/30 tres dosis en intervalos de diez días.

30.10.59: Se siente mucho mejor. Ya es difícilmente detectable el agrandamiento de lejos. Pero presentó un ataque de resfriado y todavía continúa. Natrum mur. 0/30 tres dosis en intervalos de seis días.

4.1.60: Mucho mejor. No hay señales de agrandamiento glandular. Natrum mur 0/30 tres dosis en intervalos de diez días.

Comentarios: Natrum mur en este caso fue administrado primero por la historia de los ataques de resfríos tan frecuentes. Spongia fue administrado de acuerdo al Dr. Nash. Sepia fue prescrito con base en los síntomas mentales y de acuerdo al Dr. Tyler. Ésta es una enfermedad que puede removerse mediante una buena experiencia. El tratamiento constitucional es la única arma en la que pocos síntomas están presentes.

(Extraído de Mis Experiencia con Escala 50 Milesimal por el Dr. R. P. Patel, Kottayam, Kerala)

El comentario anterior del Dr. R. P. Patel es claro en cada palabra. El papel de la potencia cincuenta milesimal en desordenes endocrinos puede brindar un gran éxito. El Dr. R. P. Patel merece todo el respeto por la propagación de la potencia LM. El papel de los medicamentos homeopáticos en los desórdenes endocrinos se vuelve inevitablemente específico si la filosofía homeopática es implementada verdaderamente. ∎

SECCIÓN – B

" Cuando una persona se enferma, es sólo esta fuerza vital, espiritual, autónoma activa en todo su organismo, la que ha sido perturbada previamente por la influencia dinámica ejercida sobre ella por un agente morbífico hostil a la vida; es solamente el principio vital perturbado hasta tan anormal estado, lo que es capaz de provocar en el organismo esas sensaciones desagradables y predisponerlo a esos procesos irregulares que nosotros denominamos enfermedad."

Parágrafo 11 del Organon de Medicina

APÉNDICE 1

ALGUNAS OTRAS GLÁNDULAS Y REMEDIOS GLANDULARES

El último objetivo del tratamiento de los desórdenes endocrinos:

"... El principio fundamental de su trabajo (el trabajo del médico) es la coordinación adecuada y el funcionamiento normal del cuerpo, de la mente y del espíritu..."

H. A. Roberts

Este es el último objetivo del tratamiento del desorden endocrino. Este es el ideal como la verdad. Nunca lo dejemos de lado.

Hemos discutido las glándulas endocrinas en los capítulos previos. En esta presentación subrayaremos algunas otras glándulas y ofreceremos una lista probable de los medicamentos regionales que pueden ser útiles en las afecciones glandulares.

Las glándulas linfáticas: se presentan a lo largo del sistema linfático. Se encuentran detrás del oído, en las axilas y en la ingle. Estas glándulas producen linfocitos y actúan como barrera para prevenir la entrada de partículas extrañas en la sangre. El agrupamiento de nodos linfáticos se encuentra en muchos lugares como se detalla más arriba. Las glándulas linfáticas encontradas en las axilas se conocen como Grupo de glándulas axilar. El Grupo de glándulas inguinales son nodos linfáticos encontrados en la ingle. Algunas glándulas están situadas en cualquier lado de los huesos cervicales en la región del cuello. Son glándulas cervicales. Algunas glándulas están situadas en la parte superior del saco conjuntival y están conectadas con los ductos lagrimales. Secretan lágrimas. Las glándulas salivales son muy útiles en la digestión de la comida. Lubrican la comida haciendo que pueda tragarse más fácilmente. Se encuentran en tres pares:

1. **Las glándulas parótidas** son las glándulas salivales situadas cerca y bajo el oído y el ducto abierto.

2. **Las glándulas sublinguales** son dos en número: están situadas bajo la lengua y llevan la saliva a la boca para lubricar y digerir la comida.

3. **Las glándulas submandibulares** también son dos y están situadas bajo el hueso maxilar inferior.

Todos estos pares de glándulas son glándulas salivales. La función de las glándulas salivales es la lubricación y la digestión de la comida que ingerimos.

El hígado es la glándula más grande del cuerpo, está situada en la parte derecha del espacio abdominal superior. Produce y secreta bilis y restaura el glicógeno. Es una glándula sumamente importante para el proceso digestivo. El hígado toma una parte importante en el metabolismo de los carbohidratos, de las proteínas, de los lípidos y produce proteínas en la sangre y restaura el glicógeno. El hígado también regula el nivel de azúcar en la sangre. También produce células rojas para el feto.

Las glándulas mamarias son secretoras de leche en el cuerpo de la mujer. La actividad de lactación de las glándulas mamarias es controlada por la glándula pituitaria anterior. La prolactina y la oxitoxina de la glándula pituitaria anterior son las responsables de la lactación. La prolactina estimula la producción de leche y la oxitoxina estimula el flujo de leche de los senos. Hiper e hipo actividad de estas hormonas afecta el proceso de lactancia de las glándulas mamarias.

Las glándulas sudoríparas se encuentran en la dermis de la piel. Las glándulas sudoríparas se encuentran en abundancia en las axilas, en las palmas de las manos y en las plantas de los pies así como en la cabeza. Estas glándulas sudoríparas drenan los elementos tóxicos y regulan la temperatura corporal.

Las glándulas sebáceas manufacturan y secretan sustancia aceitosa. Esta sustancia es conocida como sebo que lubrica la piel. Son abundantes en el cuero cabelludo, en la cara, en la espalda, en el escroto y en el cuello.

Las amígdalas también son glándulas que producen leucocitos para proteger el cuerpo contra las infecciones. Son un fuerte instrumento para defender la sustancia extraña. Están situadas en los dos lados de la boca en la parte de atrás.

Las enfermedades y padecimientos de estas glándulas pueden ser de varios tipos tales como los abscesos, la hinchazón y la induración de glándulas, la inflamación de glándulas. El acné, la seborrea y la adenitis también son afecciones comunes que son de origen glandular.

Aquí deberíamos ser claros acerca del trabajo de los nodos

linfáticos, ya que las afecciones glandulares pertenecen a la disritmia glandular o a los padecimientos nodulares linfáticos.

Las glándulas linfáticas son un fluido pálido ligero que permanece presente en las venas del sistema linfático. Están derivadas de la química sanguínea. Los nodos linfáticos actúan como filtros del sistema sanguíneo. Los nodos producen linfocitos que actúan para el sistema de inmunidad de todo el cuerpo.

El sistema linfático también puede expulsar las sustancias metabólicas y las sustancias tóxicas. Puede haber inflamación de los nodos y venas linfáticos así como también tumores benignos y malignos del sistema linfático.

El bazo es la masa más grande del tejido linfático. El bazo también actúa como un miembro activo del sistema retículo endotelial. El bazo toma parte en el mantenimiento de los corpúsculos de la sangre y el metabolismo del hierro. El sistema linfático está relacionado con la formación de células rojas y la filtración de la sangre. Las afecciones del bazo pueden ser anemia, agrandamiento e hiperfunción.

Los medicamentos homeopáticos para las afecciones glandulares anteriores pueden ser Agraphis, Merc sol., Phytolacca y Parotidınum (adenoides y amígdalas), Apis (un remedio linfático general), Aurum met.(glándulas de la ingle), Baryta carb. (amígdalas, glándulas sub maxilares y glándulas axilares), Carbo animalis, Bromine, Carduus, Chelidonium, Ferrum ars., y Iod. (hígado y bazo), Ceanothus, Chionanthus, Aranea diodema, Nat mur., Arnica, Bellis perennis, Capsicum (afecciones del bazo), Iodum (hipertrofia de las glándulas linfáticas), Kali hydriodicum (remedio linfático general y para las glándulas induradas), Scrophularia (enfermedad de Hodgkin), Natrum sul.

(glándulas cervicales), Phytolacca (hinchazones e inflamaciones glandulares), Silicea (glándulas parótidas), Iris versicolor (glándulas salivales e intestinales). Sabal serrulata es el medicamento que puede proporcionar buenos resultados en las afecciones de glándulas antiguas con Baryta carb y Lycopodium. Esta es tan solo una breve presentación de los remedios que se utilizan generalmente para afecciones glandulares, sin embargo, una buena toma del caso nos da una mejor opción para seleccionar el simillimum del gran océano de medicamentos homeopáticos.

Enseguida se presenta una lista de aquellos medicamentos que se usan generalmente para afecciones glandulares, pero está basado en los principios básicos de la filosofía homeopática. Aún así, los siguientes medicamentos tienen una influencia especial sobre las diferentes regiones del cuerpo humano.

Medicamentos linfáticos Generales:	Sil., Natrum mur., Merc., Kali hyd., Iod., Bar c., Bar i., Apis, Bar m., Carb an., Lyc., Tub., Phyt.
Glándulas lagrimales:	Euph., All-c., Merc., Fl-ac., Petr., Sil., Rhus-t.
Acné:	Kali-br., Thuj., Psor., Berb-a., Sulphur, Hep-s., Calc-p.
Glándulas sebáceas:	Calc-c., Mag-m., Petr., Benz-ac., Merc., Sil., Sanic., Jab., Thuja, Puls., Nat-m.
Amígdalas:	Acon., Merc-i., Calc-i., Streptoc., Phyt., Hep., Pilo., Parot., Bar-c., Iod., Tub., Calc-c., Diph., Apis.
Glándulas salivales:	Merc., Nat-m., Ars., Sulphur,

COMPRENSIÓN DE LAS GLÁNDULAS

	Puls., Iod., Jab., Nit-ac., Iris, Phyt., Pilo.
Mamas:	Phyt., Merc., Puls., Bor., Hep., Sil., Lach., Nux-m., Con., Lec., Agn., Alfa-alfa, Asaf.
Hígado:	Chel., Card-m., Chion., Lyc., Nux-v., Myric., Nat-s., Aur-ar., Pod., Tarax., Sil., Chin.
Glándula próstata:	Merc-i., Ferr., Iod., Sabad., Selen., Puls., Sep., Staph., Sil., Thuj., Bar-c., Hydr., Arg-n.
Bazo:	Aranea diadema, Chin., Chion., Lach., Bry., Cean., Scroph., Iod., Ferr.
Glándula parótida:	Sili., Brom., Iris, Jab., Merc-s., Nit-ac., Phyt., Pilo.
Glándula cervical:	Sili., Nat-s., Lap-a.
Glándula sub maxilar:	Aurum-t., Calc-c., Bar-c.
Glándula inguinal:	Aur-m., Sil., Dulc., Calc-c., Bar-c.
Glándula axilar:	Con., Bar-carb. ■

APÉNDICE 2

ALGUNAS NOTAS PSICOSOMÁTICAS SOBRE ENDOCRINOLOGÍA

Carcinosin 200 es un medicamento específico para la fiebre glandular. El nosode de la fiebre glandular es también un nosode importante para la fiebre.

El nosode auto-glandular del mismo paciente puede probar su valor en el desorden glandular con una tasa muy alta de éxito.

Se ha mencionado en capítulos anteriores que la homeopatía describe el método sintomático hacia la fuerza vital a través de los instrumentos primordiales que son los síntomas mentales, que de alguna manera, ha sido el tema central de estudios psicosomáticos que muestran que los eventos psicológicos causan desórdenes físicos.

Los lazos interrelacionados entre el sistema nervioso central y el sistema endocrino está bien establecido.

Las investigaciones han demostrado que el flujo menstrual en exceso es un resultado funcional directo de gran estrés emocional y también lo es el problema de amenorrea.

Ambos problemas son de las gónadas. En ambos desórdenes endocrinos la glándula pituitaria pierde el control sobre estos fenómenos, por consiguiente, se demuestra que el estrés afecta la glándula pituitaria. Las enfermedades en niños pueden causar el severo problema de la dismenorrea. Los ejemplos anteriores prueban la relevancia del patrón de la técnica en la toma del caso. Un homeópata está siempre interesado en las experiencias mentales remotas y en los síntomas mentales presentes. El método homeopático demuestra su valor en endocrinología.

De la misma manera, se ha encontrado que el miedo, la rabia, la ansiedad y la infelicidad en la vida, así como el estrés a largo término aumenta el nivel de azúcar en la sangre y causa desequilibrio hormonal endocrino dando lugar a la diabetes mellitus. El patrón de la diabetes de origen endocrino muestra que la ansiedad causa poliuria y resentimiento así como tristeza, además acentúa el tipo diabético de la curva de tolerancia a la glucosa. El factor psicológico causa el patrón de diabetes mellitus ; ha sido el descubrimiento de los estudios psicosomáticos.

La obesidad es otro padecimiento. Los síntomas obsesivos, la ansiedad, tensión, agresión, irritabilidad, depresión, características histéricas son comunes en las personas obesas. Se ha encontrado también que las experiencias de niños con padres agresivos y madres frías, o madres protectoras en exceso e indulgentes también son responsables del desequilibrio hormonal. Aunque la obesidad puede ser el resultado de un metabolismo pobre, el rol de los desequilibrios endocrinos (que causan desórdenes metabólicos) no pueden hacerse a un lado. El estilo homeopático de tratamiento de dichos desórdenes endocrinos descubre el misterio psicológico mediante las herramientas de la sintomatología de los mentales.

Cuando consideramos los casos conocidos de hipertiroidismo, encontramos que la ansiedad, los shocks emocionales, la inestabilidad emocional, la amenaza a la seguridad, el deseo de volverse auto-suficiente, la inhabilidad de expresar la rabia interna, la ambición intensa, los sueños sobre muerte, la hipocondría, la histeria, la depresión y la paranoia han sido instrumental en precipitación de este desorden.

Las condiciones estresantes crónicas han estimulado a las glándulas suprarrenales. Es un hecho establecido.

Este es tan sólo un breve recuento de las perturbaciones originadas de aquellas causas que son psicológicas. Otros desórdenes endocrinos también tienen este tipo de raíces psicológicas.

Un homeópata siempre comienza por la mente. La sección de la mente en los repertorios así como la sección de las generalidades tienen un espacio especial para los desórdenes endocrinos. Los desórdenes endocrinos pueden tener otras causas sistémicas por su existencia, pero los factores psíquicos son muy importantes para descubrir los misterios de cualquier caso de naturaleza endocrina. ∎